Dᵣ J. ROUCH

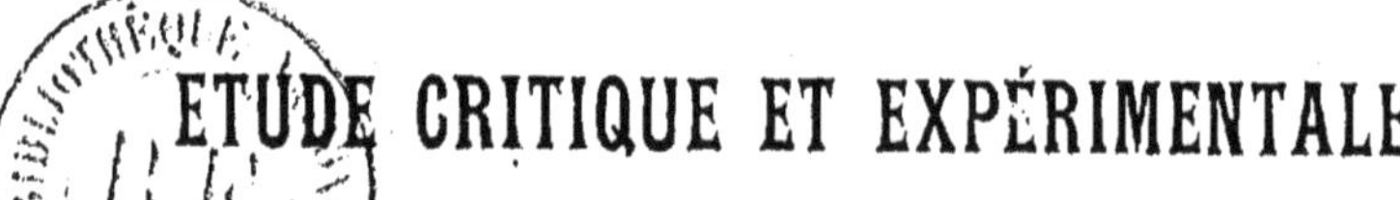

ETUDE CRITIQUE ET EXPÉRIMENTALE

DES

Procédés de Dosage

en Radiothérapie

IMP. WALTENER & Cⁱᵉ LYON
3, rue Stella, 3

ÉTUDE CRITIQUE ET EXPÉRIMENTALE

DES

PROCÉDÉS DE DOSAGE

Employés en Radiothérapie

ETUDE CRITIQUE ET EXPÉRIMENTALE

DES

PROCÉDÉS DE DOSAGE

Employés en Radiothérapie

PAR LE

Dᴿ J.-B. ROUCH

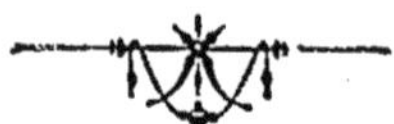

LYON

IMPRIMERIE WALTENER & Cⁱᵉ

3, Rue Stella, 3

1906

A LA MÉMOIRE DE MES CHERS DISPARUS

> Mon grand-père et ma tante
> Marie.

A MON PÈRE

LE COMMANDANT ROUCH

Chevalier de la Légion d'Honneur

> C'est un modèle de labeur et
> de droiture qu'à chaque jour de
> mon enfance j'eus en lui sous les
> yeux. Je lui dois trop pour pou-
> voir assez le remercier.

A MA MÈRE

> Je ne saurais assez dire combien
> de fois pendant mes trois années
> d'École j'ai soupiré après sa ten-
> dresse et sa sollicitude.

A MA GRAND'MÈRE

> Toutes les cruelles épreuves
> qui lui furent envoyées ont
> doublé mon affection pour elle.

A MES FRÈRES PAUL ET ALBERT

*Élèves à l'École centrale des Arts et Manufactures et à
l'École nationale et spéciale des Beaux-Arts*

> Qu'ils reçoivent ici l'assurance
> de la profonde affection de leur
> aîné.

A MES SŒURS ANNE-MARIE ET ANDRÉE

Très tendrement chéries.

A TOUS LES MIENS, PARENTS ET AMIS

A MON CAMARADE ET AMI LE DOCTEUR ROUSSILLE

Il sut, aux heures où il m'en
fut besoin m'égayer, m'encoura-
ger et me consoler ; je lui en
conserve une profonde gratitude.

A MONSIEUR LE PROFESSEUR AGRÉGÉ BORDIER

Notre maître dont la science
et les conseils nous permirent
de mener à bien ce travail.

A MON PRÉSIDENT DE THÈSE

MONSIEUR LE PROFESSEUR SOULIER

*Professeur de Thérapeutique à la Faculté de médecine
Médecin honoraire des Hôpitaux*

Nous le remercions très hum-
blement du très grand honneur
qu'il nous fait aujourd'hui en
acceptant la présidence de notre
thèse.

Un instinctif attrait nous portait dès notre plus jeune âge vers l'étude de l'électricité et de ses applications, et pour avoir embrassé, de grand cœur d'ailleurs, la carrière médicale, nous n'en avions pas moins vu ce goût se prononcer chaque jour davantage. Aussi fûmes-nous tout naturellement orienté vers les applications médicales de cette science, vers l'électrothérapie, et nous eûmes, dès notre arrivée à Lyon, la bonne fortune d'être accueilli par un maître aussi savant que distingué, M. le professeur agrégé Bordier. Il nous fut donné de poursuivre, en son laboratoire, deux années durant, de très intéressantes recherches. Il ne s'épargna aucune peine pour nous octroyer des lumières dont nous n'avions que trop besoin, et nous fit l'honneur de nous mettre au courant de ses plus brillants travaux en nous montrant, chemin faisant, la méthode vraiment scientifique de conduite des expériences et en nous apprenant à ne point nous décourager quand il nous arrivait de tomber dans l'erreur. Nous aurons donc pour lui une longue reconnaissance et nous le remercions très vivement de toutes ses bontés à notre endroit.

Nous devons beaucoup également à M. le Dr Th. Nogier, préparateur au Laboratoire de Physique médicale de la Faculté, qui sut nous rendre plus attrayant encore l'accès du Laboratoire, en ne nous ménageant ni les conseils, ni les renseignements que son expérience et sa science étaient à même de nous fournir sur le sujet de notre thèse. Nous lui adressons également nos plus sincères remerciements.

Nous sommes loin d'oublier aussi notre tout premier maître en nos études médicales, M. le médecin-major Metzger, qui, pendant notre première année de médecine à Paris, prit sur lui la lourde tâche de nous initier aux connaissances anatomiques, sut nous les rendre d'emblée captivantes, et nous forma avant l'heure une expérience dont plus d'une fois depuis nous eûmes à tirer parti. Nous lui devons pour beaucoup la rapidité avec laquelle nous arrivons au terme de nos études et ne saurons jamais assez l'assurer de toute notre gratitude.

Enfin, en quittant Lyon, malgré toute notre joie, nous regrettons l'enseignement de nos maîtres, et en particulier celui de M. le médecin-major Pécheux, nous nous rappelons le soin avec lequel il veillait à notre instruction clinique en son service de l'hôpital Desgenettes et lui devons notre préférence marquée pour l'art chirurgical. Nous l'assurons également de toute notre reconnaissance.

De plus, notre camarade et ami, M. le docteur Christiany, dont le concours nous fut si utile pour certaines traductions allemandes, a droit aussi à tous nos remerciements.

C'est ainsi que s'est ouverte notre carrière sous d'excellents auspices et nous nous rendons compte de ce que nous devons à tous ceux qui, jusqu'à ce jour, nous ont témoigné de l'amitié ou porté de l'intérêt.

J. R.

AVANT-PROPOS ET HISTORIQUE

Nous n'en sommes plus aux jours où Freund, après la retentissante découverte du physicien de Würtzbourg essayait de guérir en appliquant d'une façon empirique les rayons de Röntgen, où il réclamait du radiothérapeute une expérience trop chèrement acquise au prix d'accidents dont ce dernier n'était que trop souvent lui-même victime tout aussi bien que le malade traité. Curchod, au récent Congrès de Liège, en est à formuler cette proposition : « Toute radiodermite « actuelle ne doit avoir été provoquée que dans un but « thérapeutique. » Du moins est-ce là le résultat ardemment cherché par tous les expérimentateurs aujourd'hui si nombreux qui s'acharnent à résoudre le difficile problème d'une méthode de dosage précise et surtout pratique, échappant à ce trop facile reproche, de n'être qu'une méthode de laboratoire. Les tâtonnement furent et sont encore nombreux en cette voie aride, mais les chercheurs ne se découragent point et ne craignent pas, confiants en l'avenir de contempler la lenteur du progrès. Bergonié, au Congrès de Grenoble en 1904, après avoir jeté un coup d'œil sur le chemin parcouru, s'écrie : « On peut juger par ce

« rapide exposé des mesures électriques à faire dans
« les applications médicales des rayons X que presque
« tout reste à créer : méthodes et instruments. N'y
« voyons aucun sujet de découragement mais, au
« contraire, une source certaine et féconde de progrès
« à venir que nous touchons déjà du doigt. Mesurons
« tout ce qui peut l'être dans nos applications électri-
« ques à la médecine : il nous restera toujours assez
« d'inconnues, de celles qui varient, de l'autre côté de
« la cloison cutanée. » Lorsque fut parue la méthode
d'Holzknecht, hier à son apogée, aujourd'hui déjà à
son déclin, Curchod, non moins confiant en le lendemain, disait : « Les différents appareils que nous possé-
« dons actuellement ont une importance sur laquelle
« on ne saurait trop insister et il n'est pas douteux que
« les progrès incessants accomplis dans le domaine
« radiologique nous doteront un jour d'une méthode
« qui permettra de doser mathématiquement le puis-
« sant agent thérapeutique qui a déjà à son actif
« nombre de résultats qui font augurer d'un bel
« avenir. »

Et leur espoir, partagé par tous les électrothérapeutes, fut loin d'être déçu. Ce fut ici sur un phénomène purement physique, là sur une réaction photochimique que l'on tenta d'échaffauder le dosage. Les
réactions biologiques des tissus exposés à la lumière
röntgenienne, trop variables suivant les individus, sur
lesquelles était mal assis l'empirisme du début, furent
vite abandonnées ; la précision scientifique se fit jour
peu à peu dans la nouvelle métrique et c'est maintenant
la rigoureuse exactitude d'une variation donnée de

l'hydratation d'un sel ou la mise en liberté chimiquement pondérable d'atomes d'iode dans une liqueur qui
contrôle et mesure une radiodermite prévue après
une latence de plusieurs septennaires. Avec ces progrès
la fréquence des accidents diminue ; le monde médical
prend confiance en l'habileté des techniciens ; il emploie
en leur langage leurs unités et réclame une unité par
tous admise ; on est avide d'une précision toujours
plus grande. Tuffier, chirurgien de Beaujon, proteste
contre la pénurie des indications techniques jointes
aux relations de cures radiothérapiques : « Les
« auteurs, dit-il, en général se contentent de donner
« quelques renseignements vagues, tels que le nombre
« des séances auxquelles ils ont soumis le malade,
« sans énoncer le degré des rayons émis et sans cher-
« cher à doser la quantité qu'ils ont dû faire absorber
« au patient pour arriver au résultat ». Actuellement
ces reproches seraient de jour en jour moins fondés :
le degré radiochronométrique de Benoist et le nombre
d'unités H de Sabouraud-Noiré dont il a été fait usage
terminent bon nombre d'observations dermatologi-
ques et chirurgicales. Mais, en l'espèce, les progrès se
suivent de trop près à l'heure présente, pour que les
unités, malgré la rapide extension de leur emploi,
aient le temps de se généraliser. A peine sont-elles
parues, que d'autres déjà sont nées qui vont les détrô-
ner, plus rigoureusement scie   .iques. D'ailleurs, le
nouvel édifice des dernières, plus solidement établi,
n'éclipse en rien l'audacieux empirisme des précédentes
qu'elle étaye et qu'elle contrôle. Leur valeur réciproque peut être et est établie, ressource précieuse en

attendant que dans le domaine radiologique tous enfin usent de la même monnaie.

Ce sont ces échelons, très progressivement franchis par la perfection dans la métrique radiothérapique, que nous voudrions aujourd'hui rapidement parcourir. La voie qu'elle suivit est une voie parfaitement scientifique, par progression du simple au composé, par analyse de la qualité d'abord, puis ensuite de la quantité des irradiations. A dessein, nous n'avons pas voulu entamer encore la liste de tous ces tâtonnements car leur énumération est beaucoup plus instructive que tout commentaire. Néanmoins nous glisserons très rapidement sur les premières méthodes de dosage exposées très au complet par nos devanciers (Thèse de Belot, Paris 1903, de Th. Nogier, Lyon 1904), et notre maître, dans sa récente publication des *Archives d'électricité médicale* sur le dosage des rayons X en radiothérapie (Bordier, *loc. cit.*). Mais nous tenons néanmoins à les mentionner encore pour que toute l'harmonie de leur longue théorie ne soit en rien altérée et que tout l'avantage des méthodes récentes en ressorte mieux. Au cours de cet exposé, la division déjà adoptée par nos prédécesseurs en méthodes qualitatives et quantitatives est trop rationnelle pour que nous ne nous y arrêtions point également. La troisième partie de notre travail sera consacrée au détail du procédé radiométrique de notre maître, et terminera notre œuvre dont elle sera comme le couronnement. Nous en avons vu naître sous nos yeux tous les perfectionnements avec d'autant plus d'intérêt que, chemin faisant, toutes les indications nécessaires à notre trop faible instruction technique nous furent largement dispensées. Nous connaissons les assises solides de l'unité basale du nouveau procédé et jamais, au cours de nos expériences, les résultats promis par l'auteur ne nous ont fait défaut, en particulier, lorsque nous avons déterminé des radiodermites expérimentales sur notre camarade et ami le Docteur Bonnenfant qui ne craignit pas de s'y prêter, et sur nousmême. D'ailleurs, quelques observations de cures menées à bien en employant le chromoradiomètre de notre maître, appuyées de photographies faisant foi, confirmeront l'excellence du nouveau procédé. Nous croyons avoir atteint avec lui, ou du moins approché de bien près, ce but d'une méthode mathématiquement précise que rêvaient en 1904 Bergonié et Gurchod.

PREMIÈRE PARTIE

Mesures de la qualité des rayons X

Il nous paraît rationnel, avant d'aborder l'énumération des essais de mesures qualitatives des rayons X,
de rappeler brièvement les quelques hypothèses tour
à tour adoptées au sujet de la nature de ces rayons.
Car, ainsi qu'il est fort bien dit dans la thèse remar-
quable de notre prédécesseur et conseiller le Docteur
Th. Nogier (*loc. cit.*), dans les nombreuses ressources
de laquelle nous avons d'ailleurs largement puisé :
« Ce n'est qu'après avoir été fixé sur la nature de
« l'agent efficace qu'on peut le doser. »

Beaucoup se rallièrent d'abord à cette opinion,
qu'une activité particulière sur la cellule vivante est
dévolue aux rayons X. Parmi eux Kümnel, Gassmann
et Schenkel, Jutassy, Rieder-Cowl, Forster, Albers
Schönberg, Freund et Schiff jusqu'en 1898. Pour
d'autres, une énergie comparable à celle propre aux
rayons ultra-violets expliquait mieux leur action :
Destot combattit cette idée partagée par Crookes et
Kaposi. Pour Tesla et Rosenfeld, l'agent actif ne serait

tout simplement que l'ozone libéré. Tesla se rallia aussi à l'explication des actions radiobiologiques par un *bombardement métallique* de particules arrachées à l'anticathode des tubes. Gilchrist était aussi de cet avis — Ch. Guillaume se rangeait à l'opinion d'un changement dans le potentiel moléculaire du bioprotéon bombardé par les corpuscules en question. — L'idée de la mise en jeu d'un champ électrostatique oscillant et magnétique revient à Foveau de Courmelles, Oudin, Barthélemy, Schall, Balthazard, Destot, Tarschanoff puis Schiff et Freund. Bordier et Salvador en 1899 pensèrent à une action électrolytique. Enfin Strater et Kienböck mirent au point la question en 1900 en faisant connaître ce qu'était la dureté des ampoules et des rayons. On eut dès lors la notion nette de la *qualité* variable des rayons émis respectivement par des ampoules appartenant aux cinq catégories établies par ces auteurs (extra-dures, dures, moyennement molles, molles, et extra-molles), ladite classification étant basée sur la quantité d'électricité que comporte le courant secondaire qui traverse le tube radiogène. Il en fut clairement déduit que cette qualité dépend directement de la différence de potentiel aux électrodes du tube. Or celle-ci suivant la loi générale en électricité : $I = \frac{E}{R}$ dépend essentiellement à son tour de la résistance du circuit secondaire, laquelle est constituée en partie par toute la longueur de l'induit lorsque l'installation comporte une bobine, et en partie par la résistance de l'ampoule, cette résistance variant à son tour en fonction du degré du vide à l'intérieur de l'ampoule. On eut du coup la notion expérimentale de toute une gamme de rayons de *pénétration* croissante, c'est-à-dire d'aptitude à traverser des couches de plus en plus épaisses d'un métal ou d'un tissu vivant à eux exposé. L'expérience démontra en même temps la variation parallèle de la dureté des ampoules et de la force de pénétration des rayons.

Partant de ces données, plusieurs procédés de mesure s'offraient à la perspicacité des électrothérapeutes. D'abord, puisque la dureté de l'ampoule, donc des rayons, dépend de la différence de potentiel aux électrodes du tube, on pensa à l'y mesurer directement. Ainsi fut imaginé le *spintermètre* de Béclère. Puis on pensa à maintenir cette différence de potentiel constante en modifiant au besoin le vide, d'où l'emploi d'ampoules réglables. osmo-régulateurs, etc. Une autre donnée électrique pouvait également être évaluée directement sur le secondaire : son intensité, laquelle si les autres facteurs électriques restent constants, mesure bien le vide de l'ampoule. C'est le principe des méthodes de Gaiffe et de Leslie-Miller où un *milliam- pèremètre* intercalé sur le secondaire indique constamment l'intensité du courant qui le traverse.

D'autres essais de qualitométrie s'attaquent aux rayons émis eux-mêmes. Le *radiochromomètre de Benoist* accuse l'épaisseur d'aluminium traversée par des rayons d'une qualité donnée. C'est encore là la base du *skiamètre de Seifert* du *chromomètre X de Maury* et de *l'appareil de Belot*. — Les *radiomètres* de Courtade, de Contremoulins utilisent le degré de *fluo- rescence* du platino-cyanure de baryum sous l'influence des rayons X, en comparaison de celle produite par un échantillon radioactif d'activité déterminée et constante. La méthode d'Hurmuzescu et Benoist procède par évaluation de la distance à laquelle un *électroscope* est déchargé par les rayons émis par l'ampoule.

C'est ici le lieu, en parcourant rapidement les méthodes, maintenant que nous en avons rappelé le principe, de formuler les critiques ou les éloges que l'expérience des électrothérapeutes et des expérimentateurs a adressés à chacune d'entre elles.

§ I. — Le Spintermètre de Beclère

Il sert à apprécier la longueur de *l'étincelle équivalente* (σπινθήρ étincelle, μευρεω je mesure). Pour ce faire, on rapproche les deux sphères de l'instrument jusqu'à ce que la décharge éclate entre elles au lieu de traverser le tube radiogène. Cette longueur d'étincelle équivalente sera maintenue constante à l'aide des régulateurs de vide de l'ampoule, osmo-régulateur de Villard ou régulateur électrique de Müller. Les modèles de Beclère, Destot, Chanoz sont journellement employés. L'on est en réalité assez bien renseigné par ce procédé sur le degré de dureté de l'ampoule, il y a tous les intermédiaires depuis un tube de 3 centimètres d'étincelle équivalente dit très mou jusqu'à un tube de 12, 15 centimètres d'étincelle, dit très dur, donc à radiations très pénétrantes. Mais les critiques d'A. Broca montrent qu'il faut se garder d'exagérer cette utilité, que l'instrument ne permet la comparaison que de tubes de mêmes dimensions, de même forme, du même constructeur, toutes choses égales d'ailleurs. D'ailleurs les expériences de miss Margaret, M. Scharpe (*loc. cit.*) mirent en évidence l'obtention de résultats tout à faits différents avec des tubes pourtant alimentés avec le même générateur, avec un montage identique, et surtout une même étincelle équivalente de 10 centimètres. De plus Broca ajoute que, pour un usage utile du spintermètre, il lui faut adjoindre un voltmètre et un ampèremètre sur le primaire afin de maintenir celui-ci constant à l'aide d'un rhéostat car, pour une ampoule donnée, en modifiant la bobine, l'étincelle équivalente varie parfois énormément en augmentant quand la puissance dépensée dans la bobine augmente elle-même. A un point de vue plus théorique enfin, on ne saurait attribuer de valeur métrique à la longueur de l'étincelle équivalente qu'en spécifiant l'état de l'extrémité des conducteurs car des variations sensibles se produisent suivant l'emploi de pointes ou de sphères (Mascart). D'ailleurs, s'il s'agit de sphères, le potentiel correspondant à une distance explosive donnée augmente avec leur diamètre.

§ II. — Le milliampèremètre de Gaiffe ou de Leslie-Miller

Intercalé dans le courant excitateur de l'ampoule, il mesure l'intensité de ce courant secondaire, ou inversement, la résistance de l'ampoule. Une ampoule dure, à rayons très pénétrants, très résistants, est traversée par un secondaire d'intensité relativement faible, par exemple $0^{mA}5$. Pour une ampoule molle l'aiguille accuserait $1^{mA}3$. Toutes les résistances intermédiaires correspondraient à des intensités également intermédiaires. Cet appareil, que l'on a pu au besoin rendre enregistreur, a l'avantage de donner des indications soumises continuellement aux regards du technicien ; il a la même valeur que le spintermètre dont il fournit l'indication inverse mais il est plus commode. Néanmoins ce serait une erreur d'en vouloir faire, comme on y a pensé, un quantitomètre.

§III. — Le Radiochromomètre de Benoist

Cet appareil est trop répandu pour que nous revenions sur sa couronne de 12 secteurs d'aluminium d'épaisseur progressivement croissante de 1 à 12 millimètres au milieu de laquelle est enchâssé le disque d'argent de 11 dixièmes de millimètre. Ce dernier disque représente par son épaisseur l'équivalence de l'argent vis-à-vis de 75 millimètre s de paraffine pour des rayons X de pénétration moyenne. On sait que les rayons employés sont désignés par le numéro du secteur d'aluminium dont la transparence égale, sous l'éclairage röntgenien employé, celle du disque d'argent, le degré reste établi si le courant d'alimentation de l'ampoule et la longueur d'étincelle équivalente restent stables également. Depuis longtemps l'expérience a montré que les rayons de pénétration moyenne produisent l'égalité de teinté entre le 5ᵉ et le 6ᵉ secteur d'aluminium et le disque d'argent, alors que les rayons dont le numéro dépasse 6 ou reste au dessous, sont respectivement peu ou très pénétrants. Au sujet de la dénomination de son appareil, Benoist écrivait : « Le nom choisi exprime que l'on définit

« quelque chose (radiochroïsme) d'analogue à la colo-
« ration que peuvent présenter soit une source lumi-
« neuse soit un corps transparent et éclairé selon la
« qualité moyenne des rayons lumineux que cette
« source fournit ou que ce corps laisse passer. »

Cet appareil reste indispensable en radiothérapie et peut rendre de notables services en radiographie.

§ IV. — Le Skiamètre de Seifert

Il est composé d'une rangée de plaquettes d'étain dont l'épaisseur croît en progression arithmétique. Le nombre de feuilles d'étain traversées par les rayons X varie évidemment avec le degré de dureté du tube radiogène pour des charges égales du tube, mais ce nombre varie aussi avec la charge pour un même degré constant de dureté. Le reproche essentiel à adresser à cette méthode consiste en ce que l'exacte détermination du nombre de feuilles d'étain traversées est difficile, et réservée tout au plus à des recherches de laboratoire. Les résultats ont toujours été incertains et seraient plus exacts si la progression d'épaisseur des feuilles métalliques était d'ordre géométrique, car, ainsi, le rapport entre les épaisseurs de deux feuilles consécutives serait le même tout le long de l'échelle de l'instrument.

§ V. — Le Chromomètre X de Maury

Cet appareil comprend un écran rectangulaire de platino-cyanure de baryum derrière lequel sont collés à un certain intervalle les uns des autres de petits parallélipipèdes d'aluminium d'épaisseur croissante et disposés suivant deux rangées parallèles ; entre les deux rangées se trouve une lame d'argent de 11 dixièmes de millimètre d'épaisseur. Un chiffre opaque en plomb avoisine chacun des petits parallélipipèdes d'aluminium. Pour faire une lecture, il n'y a qu'à présenter l'appareil devant le tube en activité, et regarder la teinte du parallélipipède répondant à la teinte de la lame centrale, et enfin lire le chiffre correspondant qui donnera le degré de pénétration des rayons.

§ VI. — L'appareil de Belot

Il consiste essentiellement en une réglette rectangulaire en aluminium dans laquelle sont taillés en escalier, suivant l'épaisseur, des degrés correspondants de 1 à 12 millimètres de métal. Cette réglette peut se déplacer en face d'une petite fenêtre portant une lame d'argent de 11 dixièmes de millimètre d'épaisseur et recouverte d'un écran au platino-cyanure de baryum. La longueur de la fenêtre est telle que deux plages seulement de la réglette peuvent être comparées à la fois à la teinte de la lame d'argent, ce qui facilite les mesures. L'appareil est placé dans une petite chambre noire portative qui permet les mesures en plein jour et comporte, pour la protection du radiothérapeute, un verre au plomb qui recouvre l'écran de platino-cyanure et deux oreilles métalliques qui débordent de chaque côté la chambre noire.

Les deux appareils précédents sont soumis aux mêmes remarques que celles portées sur l'appareil de Benoist.

§ VII. — **Le radiomètre de Courtade**

Il est bien moins utilisé et se compose d'une lame de plomb recouverte de platino-cyanure de baryum et fenêtrée de deux orifices de grandeur égale. Derrière l'un d'eux est placé un échantillon de radium qui produit sur le platino-cyanure une fluorescence déterminée. En faisant varier la distance de l'ampoule à l'appareil, on finit par obtenir une distance pour laquelle le degré de fluorescence provoqué par les rayons X qui franchissent le second orifice est le même que celui produit par l'échantillon du radium. Ladite distance varie suivant le rendement de l'ampoule et la qualité de ses rayons émis. Aucune mesure quantitative ne peut découler de ce procédé contre lequel s'élèvent deux objections : d'abord il n'est pas certain, il est même improbable, que le platino-cyanure irradié par le radium soit impressionné d'une façon identique à celui irradié par les rayons de Röntgen. Et puis nous savons très bien aujourd'hui que la fluorescence des platino-cyanures soumis quelque temps à l'action, soit du radium, soit des rayons X, ne tarde pas à se modifier dans de notables proportions et diminue peu à peu en même temps que le sel change de couleur (Bordier et Galimard, *loc. cit.*).

§ VIII. — **La méthode de Contremoulins**

Elle est basée sur des comparaisons oculaires de toutes les teintes équivalentes qui traduisent et la pénétration des rayons et d'ailleurs aussi leur quantité émise en un temps donné. Ces deux facteurs sont déterminés par des lectures simultanées fournies par la fluorescence d'un écran de platino-cyanure de baryum disposé derrière deux fenêtres confondues par l'un de leurs bords avec une troisième éclairée par une lumière artificielle (acétylène) d'intensité variable à volonté. Les mêmes observations au sujet des variations de fluorescence du platino-cyanure que celles adressées à la méthode précédente s'adressent à celle, d'ailleurs antérieure, de Contremoulins.

§ IX. — L'électroscope d'Hurmuzescu et Benoist

Il permet seulement d'évaluer le rendement de l'ampoule en mesurant la distance à laquelle cet électroscope est déchargé par les rayons émanant de l'ampoule radiogène. C'est un procédé de laboratoire.

Telles sont donc à l'heure actuelle nos ressources qualitométriques. On a fait pourtant plus encore ; on a essayé et réussi dans une certaine mesure le filtrage du faisceau de rayons émanant du tube en activité pour avoir un faisceau bien homogène, et non pas composé de pinceaux secondaires de pénétrations différentes. On a pour cela interposé sur leur trajet soit une plaquette d'aluminium d'une certaine épaisseur soit un tampon de coton, ainsi que le pratique le Docteur Th. Nogier.

De toutes ces méthodes ne survit guère que celle de Benoist, véritablement pratique. Néanmoins le contrôle des appareils de Béclère et de Gaiffe, par leur emploi simultané, assurant chacun de leur côté la constance du facteur électrique qu'ils mesurent respectivement, augmentera la précision des résultats accusés par l'appareil de Benoist et les rendra rigoureusement comparables entre eux.

Il n'en reste pas moins certain que, malgré toute son importance, la question de la qualité des rayons n'a au point de vue radiothérapique qu'une importance secondaire, parce que nous savons très bien aujourd'hui que c'est l'accumulation des effets des radiations qui cause les modifications tissulaires. D'ailleurs comme nous le verrons plus loin, il se trouve fort heureusement que, de l'appréciation de la quantité, résulte le plus souvent du même coup celle de la qualité. La méthode de Contremoulins, par exemple, visait déjà à réaliser simultanément cette double mesure. « Si l'on possède, érit Durand (*loc. cit.*) une « mesure rationnelle de la quantité des rayons X, la « mesure de leur pénétration relative à un certain « corps d'épaisseur déterminée en résulte immédia-« tement. »

SECONDE PARTIE

Mesures quantitatives

Kienböck (de Vienne) a assis sur l'expérience clinique et théorique l'importance première du facteur quantité, à tel point qu'aujourd'hui cette notion est érigée en principe sous le nom de loi de Kienböck : *L'effet produit par les rayons X sur les tissus est en raison directe de la quantité d'irradiations absorbées par les téguments.* A côté du nom du savant autrichien, se placent ceux de son compatriote Holzknecht et d'Oudin, Beclère, Gaiffe, Bordier et Benoist en France qui travaillèrent sur le même terrain.

C'est qu'en effet l'évaluation de ce facteur quantitatif est de toute nécessité : « Le facteur fondamental en « radiothérapie, écrivait Lerredde en 1905 (*loc. cit.*) « c'est la quantité de rayons X. Nous ne savons pas ce « que c'est qu'une quantité de rayons X, mais nous ne « savons pas non plus ce que sont 10 degrés de « chaleur ; seulement, nous pouvons dire que si nous « exposons devant une ampoule de Crookes un objet « quelconque pendant cinq minutes une fois, et dix

« minutes une autre, cet objet aura, la seconde fois,
« reçu une quantité de rayons X double de la première,
« si la sécrétion des ampoules a été maintenue rigou-
« reusement la même dans l'unité de temps au cours
« des séances. On sait aussi que si l'on met un objet
« pendant cinq minutes à 10 centimètres de l'antica-
« thode où naissent les rayons X, et le même objet à
« 20 centimètres pendant 20 minutes, les quantités de
« rayons X reçues par cet objet seront les mêmes car
« la quantité varie en raison inverse du carré des
« distances. »

Ces paroles donnent une très exacte idée de la valeur des méthodes quantitatives en général. Une compa-raison de Beclère n'est pas moins significative. Il suppose deux ampoules de même degré de vide ali-mentées l'une par une petite machine statique excitée à la main, l'autre par une grande machine à 20 pla-teaux engendrant des rayons de mêmes qualités mais de quantités énormément différentes, comme les deux débits des machines : « Elles sont, dit-il, comparables à « deux lanternes munies de verres de même couleur, « dont l'une contiendrait une bougie et l'autre une « lampe à incandescence. »

Donc, comme tout dépend du rendement du trans-formateur et de l'ampoule, les méthodes citées plus haut sont de peu de ressource en quantitométrie, Aussi les essais basés sur la mesure du voltage au primaire ou du nombre d'interruptions de ce dernier, sur le type de bobine employé n'ont-ils pas abouti, car avec un même primaire des résultats très différents peuvent être obtenus suivant les dissemblances des

appareillages. D'ailleurs dans les nombreuses installations où l'alimentation des tubes est confiée à une
machine statique, ces procédés feraient défaut. On a
pourtant préconisé l'emploi simultané du milliampèremètre de Gaiffe sur le secondaire et du volmètre
sur le primaire. Il y a bien là possibilité de comparer
entre elles deux quantités de rayons X, de doubler
une quantité ou de la diminuer, mais il n'y a pas
possibilité de la mesurer en elle-même au point d'application (Belot). Car deux éléments qui peuvent beaucoup
différer sont à distinguer : la quantité produite et la
quantité emmagasinée, cette dernière étant certainement fonction de la première, mais non pas identique.
La quantité produite ne pourrait guère se mesurer
qu'au point d'émission anticathodique, ce qui pratiquement ne posséderait aucun intérêt. Le second facteur
au contraire, qui dépend de la distance et de la durée
d'irradiation, est d'utilité primordiale à déterminer, la
distribution des irradiations obéissant ici comme
pour les vibrations de toute nature à la loi du carré
des distances (Belot). Aussi les questions de la durée
des applications et de la distance d'exposition des
tissus malades furent-elles l'objet de recherches particulières, surtout lorsque Beclère eut avancé cette
proposition : « La radiodermite n'est pas plus néces
« saire à la guérison que ne l'est la stomatite dans le
« traitement mercuriel de la syphilis et doit à l'égal de
« celle-ci être autant que possible évitée. » Ce n'est
point ici le lieu d'apprécier le mode opératoire qu'entraîne cet aphorisme ; toujours est-il qu'il réclame du
radiothérapeute la pratique d'une posologie aussi

rigoureuse que celle du dermatologiste maniant les
injections hydrargyriques. Rappelons d'ailleurs ici à
quelles considérations donne lieu cette conception de
la radiothérapie. Voyons d'abord ce qui concerne la
durée des applications. Le principe de Beclère ci-dessus
énoncé étant admis, il se trouvait, dans nombre de
cas, que la quantité de rayons X considérée comme
nécessaire à la guérison se trouvait notablement
supérieure à celle qui, appliquée en une seule séance,
eût infailliblement provoqué une radiodermite. Les
séances devenaient par le fait nécessairement
multiples et le problème du dosage se posait en ces
deux questions : *a)* Quelle est la dose à octroyer à
chaque séance. *b)* Quel est l'intervalle à exiger entre
deux séances consécutives. La réponse était identique
à celle que l'on eût pu faire pour l'emploi du
calomel dans la syphilis, ce dernier sel s'accumulant
dans les tissus ; et la formule générale à employer en
radiothérapie devenait dès lors : « Faire absorber à
« chaque séance la quantité de rayons maxima
« compatible avec l'intégrité du tégument cutané ou
« muqueux et mettre entre les diverses séances
« l'intervalle de temps minimum compatible avec
« l'intégrité dudit tégument. » Cet intervalle entre
chaque séance fut reconnu devoir être à peu
près de sept jours et nous mentionnerons plus loin,
lorsque nous examinerons le procédé d'Holzknecht,
les doses maxima compatibles avec l'intégrité
demandée. C'est à ce propos que Beclère institua
les fiches « radiodosimétriques ». Ces fiches présen-
tent la courbe du traitement établie en portant

en abcisses le temps décompté en jours et en ordonnées les quantités absorbées à chaque séance et mesurées par la méthode d'Holzknecht (Voy. bibliog.) Quant à la question de la distance entre l'anticathode et la surface à traiter, Oudin la réclamait minima, mais il faut la déterminer d'après la double proposition suivante : *Obtenir un effet identique sur toute la surface traitée et réduire le plus possible la durée de l'application.* Or il fallait tenir compte des deux lois qui répartissent les ondes émises, d'abord la loi du carré de la distance, et ensuite celle-ci : *la quantité reçue obliquement va en diminuant comme le sinus de son inclinaison sur la surface rencontrée,* Voici comment Belot, dans sa thèse, résout le problème : Au sujet de la première loi, il conseille de rapprocher le plus possible l'anticathode pour réduire le temps d'exposition. En réalité, l'émission des rayons X dépasse encore la loi du carré de la distance car ils diffusent en heurtant au passage les molécules gazeuses. Si la région exposée est assez grande, leur répartition est plus prononcée en son centre qu'à sa périphérie. Si la dimension maxima de la surface en question l'emporte sur la distance à l'anticathode, les rayons se répartissent encore sensiblement d'une façon homogène. Si cette dimension maxima égale la distance à l'anticathode, l'intensité de l'irradiation est sur les bords, égale au 3/4 de l'intensité centrale. Si enfin cette même dimension égale deux ou trois fois la distance à l'anticathode, l'intensité sur les bords est deux ou trois fois moindre qu'au centre. La deuxième loi, qui régit l'irradiation des surfaces obliques, a cette conséquence que pour une intensité partout égale, il ne faut pas que la dimension maxima dépasse la moitié de la distance à l'anticathode. Si cette dimension égale cette distance, il faudrait, pour une irradiation d'intensité égale, que la périphérie soit exposée les 4/10 du temps en plus. Donc, la distance à l'anticathode devra dépasser la dimension maxima de la région irradiée. D'ailleurs rien n'empêche soit d'isoler le centre de cette région un certain temps à l'aide de localisateurs, soit de fractionner le traitement. S'il s'agit d'une surface concave, la distance à l'anticathode pourra dépasser la moitié de la dimension maxima ; s'il s'agit d'une surface convexe, on la décomposera en un certain nombre de fractions pour le traitement, afin de s'affranchir des rayons d'incidence rasante. Belot conclut que le foyer d'émission doit être à une distance égale au moins à deux fois la dimension maxima de la surface traitée. Holzknecht émet cette loi qu'a d'ailleurs vérifiée l'expérience : « On doit approcher l'ampoule autant « que possible sans produire de non uniformité d'éclai- « rement ; la distance de celle-ci à la surface traitée « doit donc être d'autant plus grande que cette « surface est elle-même plus petite et que le rayon « suivant lequel elle est incurvée est plus grand. » Et Beclère résume ainsi, à son sens, la conduite à tenir : « Il faut faire absorber le plus vite possible la « quantité nécessaire à la guérison ; mais comme « cette quantité dépasse souvent la dose normale, il « faut espacer les séances. On donnera alors à chaque « séance la dose nécessaire pour provoquer le degré

« de réaction que l'on désire obtenir et néanmoins
« compatible avec l'intégrité relative des téguments.
« On mettra entre chaque séance l'intervalle de temps
« minimum compatible avec les mêmes facteurs. »
Quoiqu'il en soit de cette règle de conduite que nous
n'ayons point à apprécier ici, il n'en faudra pas moins
évaluer la durée des séances du traitement et c'est
le but des méthodes vraiment quantitatives dont
nous allons maintenant retracer l'histoire. Nous
allons rappeler et critiquer chacune pour terminer
par l'exposé détaillé du procédé de notre maître.

Parmi ces méthodes quantitatives, les unes reposent
sur le degré de changement de coloration, de virage
de teintes de certains sels, platino-cyanure en particulier, sous l'influence des rayons X. Telles sont celles
d'Holzknecht, de Sabouraud et Noiré et principalement
celle du Docteur Bordier notre maître. D'autres
sont basées sur des modifications dans la fluorescence
de ces mêmes sels soumis aux rayons X, comme celles
de Gaiffe et de Guilleminot-Courtade. D'autres
encore reposent sur des actions photochimiques,
comme la méthode de Freund et celle toute récente de
Schwartz, ou sur des actions photographiques comme
la belle méthode de Kienbök et celles de Contremoulins. Passons-les en revue successivement en suivant
l'ordre chronologique fidèlement au programme que
nous nous sommes tracés.

§ I. — Le Chromoradiomètre d'Holzknecht

Les recherches de Goldstein (*loc. cit.*) avaient montré que les rayons cathodiques font virer certains sels

métalliques tels que le chlorure de sodium en jaune, le bromure de sodium en bleu, et que cette couleur ainsi obtenue tend à dévirer sous l'influence de la lumière et de la chaleur. Holzknecht découvre que les rayons X possèdent le même pouvoir dans des relations proportionnelles à la quantité d'irradiations absorbées, et base sur cette propriété l'instrument dont l'apparition fit tant de bruit dans le monde de la radiologie, au IIe Congrès d'Electrologie et de Radiologie médicale de Berne en septembre 1902. L'appareil est très connu ; il se compose d'une substance contenue dans des godets où elle se trouve recouverte d'une feuille de celluloïd. Cette substance, d'un jaune sale, agglutinée par du vernis copal a été malheureusement maintenue secrète, et, malgré toute la curiosité qu'elle inspire, elle reste inconnue. Néanmoins, comme nous le verrons plus loin, Sisley a été bien près d'en déterminer chimiquement la composition. Ladite substance verdit sous l'influence des rayons X proportionnellement à la quantité qu'elle reçoit. L'auteur a établi une échelle dont les teintes graduées du jaune verdâtre au vert foncé servent de comparaison à la couleur prise après une irradiation par la substance contenue dans le godet. Les doses sont évaluées en unités H, empiriquement établies par l'auteur d'après la réaction habituelle des tissus, et l'échelle est graduée de 3 à 11 unités H. Chaque godet doit recevoir la même quantité de rayons X que la zône à traiter et ne servir que pour une mesure ; il est appliqué sur une feuille de carton à l'extrémité de laquelle on peut noter toutes les constatations faites. Si l'on voulait échelonner le traitement en plusieurs séances, il faudrait, dans l'intervalle, maintenir dans l'obscurité le godet impressionné, la lumière faisant assez rapidement dévirer les teintes vertes obtenues. Mais si cet intervalle entre

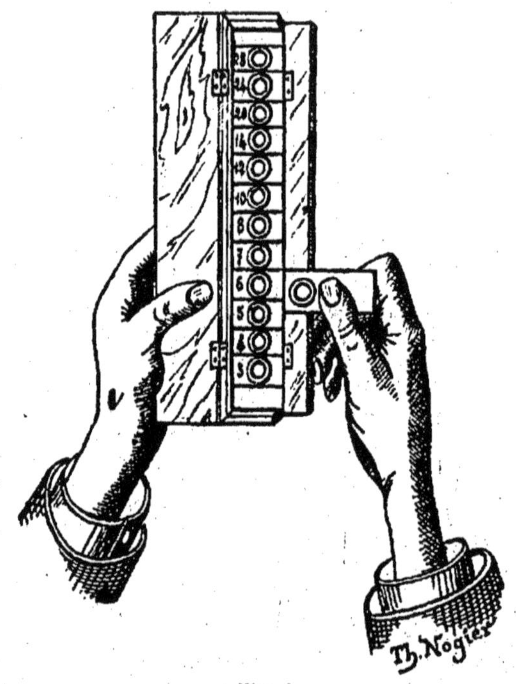

Fig. 1
Le chromoradiomètre d'Holzknecht

deux séances consécutives dépassait cinq jours, il faudrait dépasser un peu la teinte voulue, la peau ayant eu en partie le temps de se remettre des impressions subies. Enfin, dernière précaution, l'auteur rappelle que la quantité à employer doit varier suivant l'âge, la région traitée, l'état inflammatoire ou non. Rappelons les doses préconisées par Holzknecht pour les visages jeunes 3 H, pour ceux âgés 4 et même 7 H, s'il s'agissait de déterminer des érosions curatives ; pour les surfaces de flexion toujours suivant l'âge : de 4 à 6 ou de 6 à 8 H ; pour les surfaces d'extension, le cuir chevelu, la peau des mains et la plante des pieds, dans les mêmes conditions de 5 à 7 et 7 à 11 H. L'inflammation cutanée indique une réduction de 2 H sur la dose préconisée. La dose massive à ne jamais dépasser qu'après mûre réflexion et prévision certaine d'ulcération devant durer plusieurs semaines est de 10 H par mois, mais toujours avec des périodes de réparation bien assurées entre les séances successives.

L'emploi de cet appareil sembla au début de par sa simplicité, devoir mettre la radiothérapie à la portée de tous et abréger la durée de ses cures. Il permettait de plus, avantage inappréciable, de comparer entre elles les observations, par l'adoption d'une unité de commune mesure. Mais les objections ne tardèrent pas à se présenter nombreuses et les défauts du nouveau procédé sautèrent vite aux yeux. L'appréciation de la teinte, d'abord, est plus difficile qu'il ne semble ; les erreurs se produisent facilement avec un écart de deux ou trois H en plus ou en moins, ce qui n'est pas rien. De plus, l'emploi de rayons peu pénétrants oblige à des lectures fréquentes et par conséquent à un grand nombre d'interruptions durant les séances. D'ailleurs, il n'est pas du tout prouvé que la réaction colorante se produise instantanément, que la teinte ne continue pas à s'accentuer encore après l'exposition, que les godets soient tous rigoureusement identiques. Th. Nogier dans sa thèse (*loc. cit.*) ajoute à ces critiques les observations suivantes : La sensibilité de la substance pour une même quantité de rayons X reste-t-elle toujours la même ? Cette substance se conserve-t-elle longtemps intacte ? La température n'a-t-elle aucune influence sur la réaction colorante utilisée ? Ajoutons ici enfin les remarques que l'expérience de notre maître lui a permis de formuler au même sujet : La teinte du godet n'est pas la même que celle de l'échelle et, par ce fait, des erreurs du simple au double causant des radiodermites déjà graves se sont produites. De plus, la teinte de l'échelle s'altère avec le temps quelques précautions que l'on ait prises de la bien maintenir enfermée dans son coffret. Le secret dans lequel l'auteur laisse la substance des godets et la cherté de ladite substance, par suite, méritent aussi des reproches. Sisley a pu reconnaître qu'il s'agissait en majeure partie (99, 77 0/0) de sulfate de potasse, le reste étant soit du sulfite et de l'hyposulfite de potasse, soit du tri, sexta ou pentathionate de potasse, sels dont les réactions sont voisines. Le tout, nous l'avons dit, est agglutiné par du vernis copal. Ajoutons à cela qu'un défaut capital réside en l'unité même proposée par l'auteur. L'unité H avait été définie : « *le tiers de la quantité de rayons X amenant* « *la toute première réaction de la peau et compatible* « *avec l'intégrité des téguments.* » Or, d'abord, l'imprécision causée par les difficultés de comparaison dont nous avons parlé atteint cette définition. Et puis la base empirique de l'unité H est très sujette à caution. La dose des rayons X produisant la réaction du

premier degré est loin d'être la même pour tous les individus et varie, pour chaque sujet, suivant les régions du corps, comme l'auteur le remarque parfaitement du reste. D'ailleurs, n'est-ce pas une erreur capitale que de définir unité de quantité de rayons X une quantité produisant une réaction donnée sur des tissus vivants, et n'ayant que cette assise trop instable. Ne serait-il pas infiniment préférable de la définir à l'aide d'un réactif tout autre, par exemple la coloration communiquée à un sel sensible aux rayons X, ou la quantité d'un corps chimique libéré par ces rayons d'une combinaison primitive, tous phénomènes rigoureusement constants, faciles à reproduire à tout instant. On verra ultérieurement tout le parti qu'a su tirer notre maître d'une pareille unité. Que si d'ailleurs, malgré toutes les observations ci-dessus formulées, la possibilité de faire avec l'appareil d'Holzknecht de bonnes mesure existait, il faudrait tout au moins éviter de faire resservir indéfiniment le godet, ce qui se faisait couramment. Il est vrai qu'après le virage au vert, le mélange semble revenir à la teinte primitive mais en réalité ce dévirage reste toujours incomplet et la quantité de rayons nécessaires pour faire reprendre au godet usagé une teinte déterminée est plus faible que s'il s'agissait d'un godet vierge. D'ailleurs nous-même avons tout au long étudié le même phénomène au sujet des platino-cyanures ainsi qu'il est rapporté plus loin, et sa nature a été reconnue dépendre de variations dans le degré d'hydratation des sels employés (Bordier et Galimard, *loc. cit.*).

§ II. — **La méthode de Freund**

Freund utilisait une solution à 2 0/0 d'iodoforme dans le chloroforme, qui, sous l'influence des rayons X se décompose et vire au rouge vineux par l'iode libéré proportionnellement à la quantité de rayons X absorbés par la solution. Il ne s'agissait plus dès lors que de faire des comparaisons sur les teintes obtenues à l'aide du colorimètre de Duboscq, mais, malheureusement, une objection se présente, qui ne permit pas à cette intéressante tentative d'éclore : la solution chloroformique d'iodoforme est également très sensible aux rayons lumineux qui, comme les rayons X, la décomposent rapidement. Freund, il faut lui rendre cette justice, avait visé plus haut qu'à un simple dosage par des comparaisons de teintes : il avait aussi pensé à doser l'iode libéré dans sa solution pour avoir, de ce fait, une donnée exacte de la quantité de rayons X absorbée. Mais la fâcheuse action synergique de la lumière détruit toute valeur clinique de ce procédé. Nous verrons néanmoins plus loin l'ingénieux artifice qui permit à notre maître, en reprenant en main la solution de Freund, de fonder, sur sa décomposition chimique, une unité d'une précision rigoureuse : l'unité I.

§ III. — **Le radiomètre X de Sabouraud-Noiré**

C'est actuellement, du moins en France, le procédé le plus universellement employé. Il utilise la propriété découverte par Villard, qu'ont les rayons X sur les platino-cynanures, lesquels, sous cette influence, se

trouvent passer de leur coloration normale, vert clair, à la teinte brune, en même temps que diminue leur degré de fluorescence. Cette dernière donnée est utilisée par les méthodes de Gaiffe et Guilleminot-Courtade. Sabouraud et Noiré ont, en conséquence, imaginé de petits disques de papier recouverts de platino-cyanure de baryum qui vire au brun suivant la propriété énoncée ; ils reproduisirent de plus une certaine teinte brune par l'aquarelle, teinte qu'une dose donnée de rayons X avait fait prendre à une de leurs pastilles de platino-cyanure. Mais deux conditions sont obligatoires à remplir pour tout dosage exact : 1º La pastille doit être placée à une distance fixe de 8 centimètres de l'anticathode ; 2º les tissus exposés, eux, doivent en être distants de 15 centimètres. Dans ces conditions, la quantité de rayons X absorbée par les tissus est telle qu'une simple épilation temporaire sans radiodermite se produit lorsque la pastille en expérience atteint la teinte d'aquarelle, dite par les auteurs teinte B. La peau aurait alors reçu la dose maxima qu'elle peut supporter sans qu'il s'ensuive de l'érythème et de la tuméfaction, ou dans les régions pileuses, une alopécie définitive. D'ailleurs, le radiomètre de Sabouraud et Noiré a été spécialement étalonné pour la radiothérapie du cuir chevelu. Le radiomètre lui-même consiste en un carnet portant sur la première feuille un carré vierge de platino-cyanure de teinte A caractéristique et en dessous la teinte B d'aquarelle. La seconde feuille comporte des pastilles circulaires de platino-cyanure destinées aux mesures. Une recommandation très fondée des auteurs est d'opérer dans une demi-obscurité pour éviter le dévirage de la lumière dont nous avons précisé l'action. Un certain nombre de reproches sont formulés par les praticiens contre cette méthode.

D'abord, il n'est pas toujours possible de placer la pastille à 8 centimètres de l'anticathode, attendu que, le plus souvent, les ampoules de Müller ont plus de 8 centimètres de rayon. Eussent-elles juste 16 centimètres de diamètre, il faudrait, suivant l'instruction du radiomètre, placer le petit disque réactif contre la paroi même du tube ; or, de nombreuses expériences de notre maître ont démontré que, dans ces conditions, le virage de la pastille provient tout autant de l'action thermique de l'ampoule que des rayons de Röntgen eux-mêmes. Il faut donc, pour un usage utile de la teinte B, que la pastille soit préservée de cette action thermique, et, dans ce but, placée à quelques centimètres de la paroi, surtout si le tube est à anticathode non refroidie. Il faut, pour cela, des ampoules de 9 à 15 centimètres de diamètre tout au plus. Les autres ampoules, nombreuses aujourd'hui, proscrivent absolument le radiomètre de Sabouraud et Noiré.

En second lieu, les tissus devant être à 15 centimètres de l'anticathode, ne peuvent être pris pour support de la pastille, évidemment celle-ci devant s'en trouver à 15 moins 8, c'est-à-dire 7 centimètres. Il fallut donc inventer des porte-radiomètres pour la maintenir en l'air à la distance voulue, tels sont ceux de Haret et de Belot : l'inconvénient de ce subterfuge est que les rayons reçus par la pastille et ceux reçus par la surface traité sont de quantités différentes leur trajet n'ayant point une longueur égale, bien que la pastille et les tissus reçoivent les rayons normalement. Et puis, il est bien établi maintenant que les rayons qui divergent tout autour d'une certaine direction, bien fixe pour chaque ampoule, ne possèdent pas la même énergie X que le pinceau de rayons correspondant à cette direction remarquable suivant laquelle ce qu'on peut appeler l'effet Röntgen est maximum. Il est d'ailleurs facile de s'assurer de l'inégalité des quantités de rayons, suivant cette direction principale d'une part, et, d'autre part, suivant une direction secondaire, par exemple suivant celle où est placée la pastille dans le porte-radiomètre de Haret ou celui du localisateur de Belot. En effet, deux pastilles étant placées l'une sur un plan horizontal, l'autre étant fixée au-dessus, de telle façon que le plan de symétrie de l'ampoule soit bien vertical, et l'autre sur le côté de l'ampoule, rigoureusement à la même distance de l'anticathode, on constate, et nous l'avons constaté à plusieurs reprises, que pour virer à la même teinte que la pastille rencontrée par la direction principale de l'ampoule, la pastille latérale doit être bien plus longtemps exposée. Dès lors, lorsque, comme d'habitude on irradie les tissus suivant la direction à effet maximum, la pastille placée latéralement atteindra la teinte B trop tard, au moment où les tissus auront absorbé une dose plus grande que celle que l'on avait prévue.

La direction d'effet maximum reste une donnée à déterminer pour chaque ampoule : en tout cas, par raison de symétrie, elle siège dans le plan médian, c'est-à-dire dans le plan qui, passant par le centre de

la cathode est perpendiculaire au plan de l'anticathode. Pour la déterminer dans ce plan, on place
toute une série de pastilles de platino-cyanure sur un
arc de cercle situé dans ce plan médian et ayant pour
centre l'anticathode : la région d'impression maxima
des pastilles en un temps donné démontre la zône
d'effet Röntgen maximum. On peut aussi employer
une bande de papier recouvert de platino-cyanure bien
homogène. Ces expériences, pour plus de précision,
sont faites en enveloppant le sel sensible dans du
papier noir opaque pour éviter l'action lumineuse que
nous connaissons maintenant et de préférence sur un
arc de cercle de rayon supérieur de 1 ou 2 centimètres à celui de l'ampoule pour éviter l'action thermique du tube. Pour 3 ampoules de Müller à anticathode refroidie, notre maître a trouvé que la direction principale ainsi déterminée faisait, avec la ligne
passant par les centres de l'anticathode et de la cathode,
un angle d'environ 75°. Nous verrons plus loin que
ces expériences, en appliquant la méthode chromo-
radiométrique du Docteur Bordier aux pastilles
échelonnées suivant les différents méridiens de l'ampoule, ont permis de nous faire une idée de la répartition de l'énergie X suivant les différents rayons du tube.

Un autre reproche a faire au radiomètre de Sabouraud et Noiré, c'est l'étroitesse de ses applications.
Toutes ses exigences étant satisfaites, les fortes
quantités de rayons X dont l'emploi se généralise
aujourd'hui, donc les plus nécessaires à doser, ne peuvent pas être mesurées, parce que la teinte B ne permet la mesure que de la plus faible dose, largement

compatible avec l'intégrité cutanée. Donc son emploi est très limité.

La question du rejet systématique des pastilles usagées est définitivement réglée maintenant.

Notre maître a démontré avec Galimard que le virage du sel de baryum était dû à une déshydratation produite aussi bien par les rayons X que par la chaleur, la lumière tendant au contraire à réhydrater le sel. Nous en avons au sujet de la méthode de notre maître déduit les conséquences pratiques en un travail documenté (Rouch, *loc. cit.*). Le professeur Kowalski a confirmé les recherches du Docteur Bordier. La réhydratation à la lumière n'est jamais complète quelles que soient les apparences d'identité de teinte entre la pastille usagée et celle exposée, fusse longtemps, à la lumière du jour. D'ailleurs la preuve en est dans cette constatation : la pastille neuve et la pastille usagée, de couleurs faussement semblables et irradiées également, après un temps donné ne sont plus au même degré de coloration, celle vierge restant bien plus claire que la pastille ayant servi au préalable. Et l'usage accentue de plus en plus ce résultat constant. Kowalski a montré les mêmes phénomènes sur les échantillons de sels de baryum et de sulfate de potasse soumis aux rayons du radium.

Il a été enfin constaté, par la confrontation de plusieurs radiomètres après un certain temps d'usage que la teinte B d'aquarelle n'était plus du tout comparable à elle-même sur les différents carnets, vice de construction capital empêchant toute relation de cure et toute comparaison, base du procédé.

§ IV. — **Méthode de Kohler**

Le physicien de Wiesbaden utilise les variations thermiques qu'enregistre un thermomètre placé dans une dépression de la paroi de l'ampoule. Mais il est très difficile de comprendre, disons-le tout de suite, comment une élévation thermique peut faire connaître la dose de rayons X absorbée par des tissus dont la distance à l'ampoule peut être très variable. D'ailleurs, rien n'est moins sûr que la proportionnalité entre la quantité de rayons émise et le calorique transmis par l'ampoule radiogène.

§ V. — **Quantimètre de Kienböck**

Il s'agit ici d'un procédé excessivement ingénieux, né d'hier, et basé sur l'action des rayons X sur les plaques et papiers photographiques. Nous avons étudié tout au long la méthode du radiothérapeute autrichien et allons en résumer ici le travail original paru en février dernier (*Voy. index bibliog.*).

L'effet que les rayons X exercent sur la peau est comparable à l'effet qu'ils exercent sur la plaque photographique, nous dit l'auteur. C'est la base du procédé : un tube mou, à rayons mous, impressionne rapidement et la peau et le gélatino-bromure d'argent qui en absorbent avidement les rayons; un tube dur aura dans les deux cas, une action lente et peu énergique. Les deux réactions sont donc parallèles, mais les recherches quantitatives exactes ne seront vraiment possibles que du jour où la photométrie de la lumière de Röntgen sera perfectionnée.

On fera usage de papier recouvert d'une plaquette

photographique au chlorogélatino-bromure d'argent, émulsion très sensible, d'une impressionnabilité très stable. Une échelle de comparaisons de teintes est établie à l'aide de papier au gélatino-bromure d'argent ordinaire. Le papier sensible commun se teinterait déjà pour des irradiations très légères et ne pourrait donc servir à la mise en évidence des doses élevées. L'échelle est établie à l'aide de la lumière de lampes à incandescence en réglant la quantité de lumière employée pour chaque échelon. La lumière de Röntgen et la lumière des lampes à incandescence agissent presque avec le même degré d'intensité. Il n'a pas été possible d'ailleurs d'établir une échelle rigoureuse à l'aide de l'irradiation röntgenienne directement, ni par l'exposition simultanée d'échantillons de papier sensible disposés à des distances voulues et différentes de l'anticathode pendant un même temps donné, ni en irradiant une série d'échantillons placés sur le même plan et successivement éloignés de l'anticathode après des temps donnés. Il faudrait, pour cela, que le pinceau de rayons utilisé soit d'énergie bien homogène et que le tube soit d'une dureté rigoureusement constante. Quoi qu'il en soit, l'échelle de Kienböck ainsi étalonnée à la lampe à incandescence offre entre ses degrés inférieurs (1 à 4) un grand contraste que ne possèdent plus du tout entre eux ses degrés supérieurs, très noirs. Le noircissement dépend de la longueur d'onde des vibrations lumineuses employées, de leur intensité, de la durée d'éclairage, de la sensibilité et de l'épaisseur de la plaque photographique, de la température. Les courbes qui montrent la progression de l'intensité des teintes proportionnellement aux quantités de lumière employées font constater que, pour des petites périodes d'exposition, la teinte s'assombrit proportionnellement à la quantité de lumière qui agit, et pour des périodes plus longues, proportionnellement presque au logarithme de cette quantité. Pour les surexpositions, le noircissement ne varie plus sensiblement. Or la donnée de Precht montre que la lumière röntgenienne impressionne les papiers photographiques dans des proportions très voisines : *le noircissement des plaques photographiques par les rayons X est proportionnel à la racine carrée de la quantité de lumière röntgenienne employée.* Et en réalité l'échelle se trouve très suffisamment exacte, quoiqu'étalonnée à la lumière électrique.

L'instrumentation établie par Remiger, Gebert et Schall, consiste en des bandes de papier réactif abritées de la lumière d'une part et destinées à être appliquées, pendant la durée de l'irradiation, directement sur la région traitée, et d'autre part l'échelle des teintes de comparaison. Les papiers réactifs seront développés, soit dans la chambre noire, soit en plein jour à l'aide d'un dispositif contenu dans un coffret jouant le rôle de chambre noire. Le développement ne doit pas être fantaisiste. Il sera fait à la température de 18 degrés centigrades à l'aide des deux solutions suivantes :

SOLUTION A

Métol....................................	15
Sulfite de soude	150
Eau distillée............................	1000

Solution B

Carbonate de potasse.................... 110
Eau distillée......................... 1000

lesquelles, mélangées à parties égales avec addition d'une certaine quantité d'eau de puits, constituent le réactif dit *normal*. L'addition d'eau varie suivant les fabricants différents de papiers quantimétriques et doit se faire dans la proportion par eux fixée rigoureusement. Les différentes phases du développement sont elles-mêmes très précisément réglées. La bande réactif, plongée dans le révélateur dont le thermomètre accuse une température de 18°c. le liquide étant cependant agité légèrement, y séjournera une minute. Puis, après trois lavages dans l'eau pure, elle sera déposée dans le bain fixateur acide et lavée, de telle façon que l'ensemble de l'opération ne dure que trois minutes; le papier peut être mis en regard de l'échelle tout humide encore. Le ton gris, obtenu par le développement et d'autant-plus accentué évidemment que la dose absorbée a été plus importante, donne ainsi une mesure de la quantité de rayons X absorbée par la couche cutanée superficielle, donc de la dose dite *superficielle*. D'ailleurs, au cas où la température ou le manque de révélateur frais par exemple empêcheraient la stricte observation de cette manœuvre, on n'aurait qu'à employer des bandes de contrôle préparées soit par le fabricant, soit par soi-même. Les dites bandes de papier sensible sont préparées de telle sorte qu'elles sont déjà amenées à un degré de teinte bien déterminé auparavant à la lumière incandescente. Il ne s'agit plus que de les développer en même temps que les vraies bandes de papier réactif et le noircissement qui se produit peut être considéré comme étant le noircissement à adopter comme mesure au moment où la bande de contrôle prend dans le révélateur une teinte absolument noire.

L'échelle de mesure, dite *normale*, se compose donc d'une série de bandes de papier quantimétrique dont le degré de noircissement est progressivement ascendant, et portant chacune un numéro correspondant à une quantité donnée de lumière absorbée. L'une d'entre elles porte le numéro 1 ; elle représente une unité de mesure que Kienböck appelle l'unité X. 1 X constitue une petite dose thérapeutique, de 6 à 10 X une dose habituelle dite normale. Cette unité est établie de telle sorte que 2 unités X = 1 unité H d'Holzknecht. Donc 10 X, c'est-à-dire 5 H, constituent la dose maxima, la teinte B. de Sabouraud-Noiré. Il est nécessaire dans quelques cas d'appliquer une partie d'une dose quantimétrique donnée, laquelle peut être déjà minime, aussi des teintes représentant des fractions données de l'unité X sont-elles comprises dans la gamme des teintes de l'échelle.

Avec cet appareil, Kienböck prétend mesurer non seulement les doses dites *superficielles*, mais encore celles destinées aux tissus profonds. Il faudra, dans ce but, recouvrir la bande réactif employée, mais sur sa moitié seulement, d'une plaquette d'aluminium épaisse de 1 millimètre. Si l'on ne vise que la peau, il suffit de placer une bande de réactif vierge directement sur elle. La quantité de lumière qu'elle absorbe est infime, à l'encontre de celle absorbée par les godets d Holzknecht

qu,iavec un éclairage d'une dureté moyenne,absorbent
les 4/5 des rayons qui les rencontrent ; les pastilles
de Sabouraud et Noiré en absorbent la moitié.
Lorsqu'il s'agit d'une lésion située sous la couche
tégumentaire, on peut placer encore directement la
bande réactif sur la peau qui recouvre la lésion à
la condition d'employer simultanément un appareil
mensurateur de la dureté des rayons. On emploie dans
ce cas des tubes plus durs et, d'ailleurs, dans la
profondeur, il se fait une répartition homogène de la
lumière grâce à des rayons secondaires. Dans le traitement des affections cutanées, il vaut mieux appliquer
la bande au voisinage de la région malade que sur
celle-ci même, la partie sous-jacente à cette bande
n'ayant d'ailleurs aucune influence sur son impression
quelle que soit sa nature (peau, atmosphère ou métal).
non plus d'ailleurs que la température locale. Lorsqu'on détermine, à l'aide de l'échelle normale, le
numéro des teintes correspondant au champ du papier
réactif directement exposé avec la région traitée à
l'irradiation, et celui aussi mesurant la teinte de son
champ recouvert d'aluminium, la comparaison que
l'on fait entre ces deux degrés de noircissement permet
très bien d'apprécier en plus la dureté de l'éclairage
employé ; car, le contraste de ces deux degrés de noircissement est d'autant plus élevé que les rayons
employés sont plus durs. L'épaisseur de 1 millimètre
choisie pour la plaquette d'aluminium interposée
correspond à l'opacité, pour les rayons X d'une
couche d'eau de 1 centimètre de profondeur, c'est-
à-dire sensiblement l'opacité d'une couche de muscles

de même épaisseur. En conséquence, la teinte évidemment plus claire qui apparaît sous le champ de la
bande réactif qui se trouvait recouverte d'aluminium,
correspond à la dose qu'a absorbée la surface traitée
sous une épaisseur de 1 centimètre. On a pu de cette
façon faire un parallèle entre les doses absorbées par
la superficie et celles absorbées en profondeur, suivant
les différents degrés de l'échelle de dureté de Benoist,
Walter. On a ainsi trouvé que, pour un éclairage de
dureté moyenne, la dose absorbée par un centimètre
de tissu correspond à peu près à la moitié de la dose
absorbée à la surface.

Les autres doses de profondeur, absorbées sous 2, 3,
5 centimètres, deviennent de plus en plus intenses et
peuvent être assez approximativement évaluées par
l'emploi de plaquettes d'aluminium d'épaisseur correspondant à 2, 3, 5 millimètres, etc., disposées en escalier
ou à l'aide d'une rosace établie sur le modèle du chromoradiomètre de Benoist, mais pourtant plus petite,
ayant en son centre un disque d'argent épais de 11 millimètres et entourée de six secteurs d'aluminium, dont
l'un reste vide et les autres sont occupés par des plaquettes d'aluminium épaisses progressivement de 1, 2,
4 et 6 millimètres. On a, de cette façon, un procédé
élégant de mesure des doses absorbées sous une épaisseur considérable en même temps qu'une mesure
beaucoup plus exacte que celle proposée précédemment
des rayons employés pour la comparaison des deux
champs du papier réactif. Il suffit de placer sur la peau
la rosace en question, après avoir interposé entre elle
et le tégument une large bande de papier réactif, tout

au voisinage du champ irradié et avec, de préférence, un éclairage moindre en se plaçant très près du tube, à une distance d'environ la moitié de ce que Kienböck appelle la distance focale. Mais, en pratique, l'appréciation qualitative des rayons à l'aide de la plaquette d'aluminium de 1 millimètre d'épaisseur suffira. D'ailleurs, pour les profondeurs usuelles et même très prononcées, la table suivante donne la dose profonde (Tiefendose) à employer suivant le degré de Benoist-Walter des rayons employés :

Degré de B. W.	Profond de 1 c/m	2 c/m	3 c/m	4 c/m	5 c/m	10 c/m	
6	60	50	40	35	32	28	(?)
5	50	33	25	20	16	10	(?)
4	40	23	13	9	4		
3	33	17	8	3 (?) (?)			

Il faut savoir que la lumière de Röntgen est loin de décroître suivant la profondeur irradiée, comme on pourrait le croire. Tandis que la première couche de 1 centimètre d'eau ou de muscle en effet absorbe la moitié de la dose *superficielle*, la seconde couche de 1 centimètre sous-jacente à celle-ci est loin d'en absorber autant. De plus, il est impossible de déterminer exactement à l'aide de l'appareil mensurateur cité plus haut la dose absorbée sous une grande profondeur, la plaquette d'aluminium de 1 millimètre d'épaisseur employée n'ayant pas, pour chaque degré de dureté des rayons X, l'opacité d'une même nappe d'eau de 1 centimètre et, d'autre part, les tissus n'ayant pas l'exacte opacité de l'eau. Celle-ci est analogue à celle des muscles et des différents parenchymes à peu près, mais la graisse par exemple, moins dense que l'eau, absorbe moins de rayons ; à plus forte raison encore le tissu pulmonaire en absorbe-t-il moins. Il faudra donc, dans le cas d'irradiation du poumon par exemple, une dose supérieure à celle calculée sur le quantimètre. Il est enfin établi que les doses diminuent rapidement, à mesure qu'augmente la profondeur, lorsque la distance dite *focale principale* diminue.

Kienböck applique sa méthode ensuite à tous les cas que l'on veut en radiothérapie traiter par des doses fractionnées. On pourra naturellement, si l'on emploie un éclairage peu intense, appliquer la même bande plusieurs fois pour un même patient et ne la développer qu'après plusieurs irradiations. mais en ayant soin de ne pas oublier qu'un pareil fractionnement doit faire employer une dose totale moindre. Par contre, avec les doses courantes, on serait obligé naturellement d'interrompre les séances pour procéder aux développements, cela surtout dans le cas d'un éclairage intense et d'une faible distance à l'anticathode. De peur de s'exposer ainsi à des radiodermites graves, il est bon de faire usage d'un dosimètre « ouvert » comme indicateur, chaque fois que l'on donne une nouvelle dose progressive de rayons. On emploiera à cet effet soit le godet de Holzknecht, soit la pastille de Sabouraud et Noiré. Leur degré de virage indiquera le moment d'interruption de la séance. Beaucoup de praticiens, dans l'application des doses courantes pour le traitement d'une tumeur par exemple, se contentent de cet usage du dosimètre « ouvert » et ne développent les bandes quanti-

métriques que plus tard. Le résultat quantimétrique
ainsi obtenu servira, dans le traitement ultérieur,
pour établir en particulier le moment où il faudra
employer l'irradiation définitive et déterminer
l'énergie de celle-ci.

Le milliampèremètre ne saurait remplacer pour le
« contrôle de ces doses successives » qu'en partie les
dosimètres précédents et, d'ailleurs, il faudrait un tube
fonctionnant avec une constance rigoureuse, sans quoi
les oscillations continuelles de l'aiguille ne permet-
traient pas une exacte appréciation de l'intensité du
secondaire et, donc, de l'énergie irradiée. Pourtant,
on peut à l'aide du décimilliampèremètre avoir une
bonne mesure, ses indications étant, pour les doses
en surface, appréciées sur des tables en fonction des
différentes distances à l'anticathode. Ainsi une énergie
dite : E 1° est attribuée à toute irradiation qui, sur la
surface traitée, donnera, avec une distance dite
focale de 5 centimètres, en une minute, un degré
quantimétrique très faible. Il passe dans ce cas environ 1/10 de milliampère par l'ampoule. Une unité X
représentera donc l'effet produit pendant une minute
par l'irradiation engendrée par un courant secondaire
d'un décimilliampère sous une distance focale de
5 centimètres, indépendamment de la paroi du verre.

Ainsi Kienböck, dans ses expériences, employait
une bobine de 40 centimètres parcourue par un
primaire de 110 volts interrompu par un interrupteur à mercure environ 10 fois par seconde, laquelle
alimentait un tube de Müller du type n° 12 qui fonc-
tionnait avec des rayons de 5° Benoist Walter avec

une étincelle équivalent de 18 centimètres. Pour établir les tables dont nous venons de parler, on employait une distance dite focale de 18 centimètres avec une irradiation correspondant à une énergie E 2°. L'irradiation d'énergie E 1° est équivalente à celle produite par une lampe à la benzine de Scheiner, peut-être un peu plus faible ; mais les deux irradiations lumineuse et X, agissent sur le papier quantimétrique dans le rapport 5/6.

L'on a déjà vu que le milliampèremètre seul, pour des rayons demi-mous et avec un tube fonctionnant régulièrement, permet de reproduire sur la peau des irradiations identiques. Le tube dur donne, avec un courant secondaire de même intensité, une lumière plus intense que le tube mou. D'ailleurs le mode de construction des tubes a lui-même une action réelle sur leur lumière. Les secousses rétrogrades de l'aiguille du milliampèremètre indiquent des irrégularités dans les interruptions du primaire, ou, si le tube est assez dur, des décharges du potentiel électrique du tube par lesquelles l'alimentation de celui-ci est momentanément suspendue. Il s'ensuit une diminution de l'énergie de l'irradiation qui agit sur les téguments. Si, au contraire, le tube est très mou, les secousses rétrogrades sont déterminées par des courants rétrogrades eux-mêmes qui causent, par le fait, une perte d'énergie utile. Une ascension plus lente du milliampèremètre indique, au contraire, un ramollissement du tube et, par là même, un ralentissement dans la dose absorbée par la surface traitée. Si cette ascension se prononce par trop, la surcharge du tube est à craindre et il faut diminuer l'intensité du primaire à l'aide des rhéostats qu'il traverse. L'immobilité absolue de l'aiguille indique un régime d'alimentation du tube parfait.

A la suite de toutes ces considérations, Kienböck en conclut que le radiothérapeute, pour arriver à des dosages exacts, doit employer simultanément le contrôle réciproque des instruments ci-dessous énumérés : d'abord un milliampèremètre sur le secondaire pour maintenir constant le régime d'alimentation du tube et savoir d'autre part le temps nécessaire pour obtenir la dose voulue. En second lieu, un dosimètre de Holzknecht ou Sabouraud-Noiré pour révéler des doses plus considérables et indiquer le moment où il faut interrompre l'application. Enfin, il faudra un quantimètre pour établir avec plus d'exactitude encore la dose à employer et enregistrer cette dernière.

Les avantages de la méthode quantimétrique ci-dessus exposée sont d'après son auteur les suivants : possibilité de contrôle de la sensibilité du réactif employé, grande précision permise par l'échelle de comparaison par suite du bon contraste des teintes successives et enfin différenciation des doses à employer à la superficie et dans la profondeur.

L'auteur a également émis quelques considérations sur l'emploi clinique de la radiothérapie à l'aide de son procédé. Pour lui la *dose normale* est celle qui, après une période latente d'environ deux semaines, cause une légère coloration brune, ou une chute des poils, ou de la radiodermite du premier degré (inflammation avec ou sans chute de poils consécutive). Cette réaction peut n'être atteinte au besoin qu'en plusieurs séances.

Il nomme *exposition normale* celle qui produirait une simple alopécie de huit semaines; il croit peu à de véritables idiosyncrasies dangereuses, admettant l'influence des états pathologiques préexistants et de l'âge sur la vivacité de la réaction ainsi que l'influence régionale. Aussi, comme Holzknecht, a-t-il construit une table des doses compatibles avec ces différentes données. Pour des rayons de dureté Benoist-Walter n° 6, les doses qui doivent agir sous un centimètre d'épaisseur de tissus doivent être sensiblement égales à la moitié de la dose agissant sur la superficie, rappelons-le. Les doses quantimétriques seront, pour le visage et les plis articulaires de, 6 à 8 X chez l'adulte, de 3 à 4 X chez l'enfant ; pour le crâne et les surfaces d'extension, de 8 à 10 chez le premier, 4 à 5 chez le second; pour le tronc et la plante des pieds, de 10 à 16 chez celui-ci, et 5 à 8 chez celui-là.

Si l'on emploie la méthode des doses partielles en plusieurs séances, la dose d'une séance sera naturellement faible, aussi la dose totale nécessaire en plusieurs séances pour l'obtention d'une réaction normale sera-t-elle plus élevée que la dose répondant à ce but et appliquée d'un seul coup, et d'autant plus élevée que seront longs les intervalles laissés entre les séances. Ainsi une dose totale répartie sur trois semaines en des séances répétées tous les deux jours sera le double de celle qu'il eût fallu pour atteindre le même but en une séance. Car, comme le pensait Beclère, le tissu se remet un peu entre les irradiations intermittentes.

Le grand reproche à adresser au procédé de Kienböck, malgré toutes les intéressantes considérations

auxquelles il donne lieu, malgré tous ses perfectionnements, est sa complexité, son manque de pratique.
Il faut trop de précautions, en l'employant, pour que la
main du radiothérapeute lui confie un dosage sans
cesse hésitant, fait à tâtons, et exigeant qu'il ait sous
la main des produits dont la conservation et la
stabilité sont malgré tout douteuses.

§ 6. — **Méthode de E.-J. Durand**

Quoique destinée plus spécialement à la mesure des
quantités de rayons X qui sont utilisées en radiographie pour l'impression des plaques photographiques, elle mérite néanmoins d'être signalée ici. Elle
est basée, comme la précédente, sur l'action photochimique des rayons X sur les sels d'argent utilisés en
photographie. Durand cherche à établir « une unité de
« mesure que l'on puisse facilement reproduire sem-
« blable à elle-même et qui soit indépendante des subs-
« tances employées ». Il fait pour cela agir sur une
plaque photographique quelconque une lampe à
incandescence d'une intensité lumineuse donnée et
placée à une distance déterminée de la plaque. Puis,
ayant en second lieu fait agir, sur une même plaque,
des rayons X jusqu'à obtention d'une teinte identique
à celle de la plaque impressionnée par la lampe, il
prend comme unité de quantité de rayons X, celle qu'il
a fallu pour amener cette identité de teintes. Cette
unité établie, il l'utilise pour étalonner des appareils
plus sensibles basés sur des méthodes physiques. Mais
il lui fallut au préalable démontrer que, tout d'abord,

la teinte obtenue au développement ne dépend en
rien de la loi d'impression de la plaque, c'est-à-dire,
par exemple, qu'une irradiation X d'intensité I agissant pendant un temps T donnait la même teinte qu'une
irradiation X d'intensité I/N agissant durant un temps
N × T. Il fallut, de plus, vérifier que, fait nullement
évident *à priori*, puisque l'on admet pour la lumière
ordinaire et les rayons X un mode d'impression diffé-
rent sur les plaques photographiques, l'intensité du
noircissement de la plaque resterait la même pour
les deux modes d'éclairage si les deux intensités de
celles-ci variaient respectivement et parallèlement. Il
fallut enfin s'assurer de l'indépendance des résultats
obtenus et de la nature de la surface de la plaque, de
celle du révélateur, de la durée du développement, de la
dureté des rayons, etc. Les deux premières de ces
constatations, l'auteur dit les avoir vérifiées et croit à
la dernière qui n'est point encore démontrée.

Voici, après ces considérations théoriques, le mode
opératoire : la plaque photographique est, suivant sa longueur, divisée en deux plages égales ; la première rece-
vra l'impression radiographique ; la seconde est divisée perpendiculairement à sa longueur en une série de
zônes sur lesquelles on fait agir une fraction connue
de l'unité adoptée durant des temps qui varient comme
la suite des nombres entiers. Suit ensuite un développement soigneux tendant à obtenir les plus grands
contrastes possibles entre les teintes. Il ne s'agit que
de déterminer la zône d'obscurcissement égal à celui
de la plage photographique juxtaposée. Son numéro
d'ordre donnera la mesure de la quantité de rayons X

qui a frappé la plaque. Le tube étant resté à un régime constant, on en déduit facilement l'intensité du rayonnement, ce qui permet de graduer un appareil de mesure basé sur des méthodes physiques. Cette méthode est très sensible et mesure des doses agissant durant quelques secondes ; elle le serait beaucoup trop en radiographie, où elle nécessiterait un artifice, soit l'éloignement de la plaque, soit une exposition plus courte, etc. Enfin, cette mesure rationnelle de la quantité des rayons donne une idée immédiate de leur pénétration relative à travers des corps d'épaisseur déterminée.

§ 7. — **Méthode de Guilleminot-Courtade**

Le principe en est le même que celui de la méthode qualitative de Courtade, ci-dessus décrite. Etant donné un échantillon de radium dont l'activité est égale à 50.000, il est convenu qu'au moment où un échantillon de platino-cyanure de baryum présentera la même fluorescence, qu'il soit exposé à l'action de l'ampoule ou à celle de l'échantillon de radium, l'unité de surface (un centimètre carré) reçoit en une minute une quantité de rayons X égale à l'unité, dite unité M, Soit 3^{m}50, la distance à laquelle il a fallu s'éloigner de l'ampoule pour avoir l'identité de fluorescence, on dira qu'en ce point, le champ d'irradiation a une intensité égale à l'unité. D'autre part, par le calcul, Guilleminot a déterminé le nombre d'unité M correspondant à 10, 15, 20 centimètres absorbées par minute. Ainsi, dans l'exemple numérique cité tout à l'heure, il a trouvé

que le nombre d'unités M, absorbées par minute, est
de 1.296 à 10 centimètres, 576 à 15, 324 à 20, etc. Le
rapport entre l'unité M et l'unité H étant connu, on
peut déduire le temps d'irradiation nécessaire pour
obtenir une quantité désirée d'unités M.

Mais d'abord, la fluorescence du platino-cyanure
varie à la longue sous l'influence des expositions, ce
qui, un jour ou l'autre, altère l'exactitude des mesures.
Il est en outre fort loin d'être démontré que le radium
d'activité 50.000 modifie d'une façon identique la fluorescence du sel de baryum à celle dont la modifient
les rayons X. Enfin, la quantité absorbée n'est plus
directement mesurée, mais calculée, ce qui peut con-
duire à des résultats discordants, si on les compare
avec ceux évidents après la période latente, soit par
suite de variations dans le rendement de l'ampoule,
soit par variations dans l'intensité du primaire durant
la séance, ou par jeu défectueux de l'interrupteur.

§ VIII. — **Radiophotomètre de Contremoulins**

C'est un totalisateur photographique, partant plutôt
destiné à la radiographie, pour le contrôle du développement des plaques. Il repose sur le principe suivant :
« Deux échelles formées d'argent électrolytique
« d'épaisseur croissante, l'une suivant une progres-
« sion arithmétique, l'autre suivant une progression
« géométrique, recouvrent un châssis contenant une
« plaque sensible de même émulsion que celle de la
« plaque à utiliser pour la radiographie. Ces deux
« plaques sont ensuite développées dans des conditions

« identiques jusqu'à un degré de réduction déterminé
« par l'apparition de la case choisie d'avance sur
« l'échelle radiophotométrique, puis fixées en même
« temps et de la même manière. » De plus, on mesure
le temps d'action des rayons X à l'aide d'un appareil
très ingénieux de l'auteur : *le métroradioscope*, lequel
renseigne également sur le degré de pénétration des
rayons employés.

§ IX. — Le Fallungsradiomètre de Schwartz

Né d'hier, il est basé sur la propriété qu'ont les
rayons X de précipiter du calomel, lorsque leur action
s'exerce sur une solution d'oxalate d'ammoniaque et
de sublimé. Ce calomel est centrifugé dans une sorte
d'entonnoir de telle façon que l'on puisse, par la hauteur totale du précipité, avoir une mesure de la
quantité des rayons X absorbée. La graduation. d'ailleurs arbitrairement établie, est étalonnée en unités H.
Il suffit, nous l'avons vérifié, d'une irradiation excessivement légère pour donner un précipité très lisible,
qui, très lourd, se maintient rapidement à une hauteur
fixe.

Ce procédé n'a point encore fait ses preuves ; on en
conçoit difficilement d'ailleurs l'usage pratique, car il
semble bien difficile de déposer un liquide sur la
région à traiter.

Voici donc un aperçu très rapide sur toutes ces
méthodes, dont peu, semble-t-il, sont appelées à
survivre ; quelques-unes néanmoins sont très remar-
quables par leur ingénieuse disposition, les dernières

surtout qui s'appuient sur des données physiques
précises, bases de leurs unités. C'était déjà là un
immense progrès, bien que quelques-unes de ces
méthodes aient encore le défaut de s'étayer sur l'unité
d'Holzknecht et de retourner par cette voie à l'arbi-
traire. Il fallait une méthode plus indépendante encore.
Celles-ci ont du moins permis, à l'état provisoire,
d'attendre cette dernière. Et puis n'ont-elles pas eu le
don, par l'expérience dont elles ont enrichi le radiothérapeute, de lui permettre d'atteindre plus de
précision encore? Jusqu'ici ce besoin de précision
n'avait pu être satisfait qu'au prix de détours rendant
les procédés de moins en moins pratiques. Et ce ne sont
pas les méthodes de laboratoire qui manquent aujour-
d'hui; c'est le procédé pratique, simple, rapide, clinique en un mot qui faisait défaut: il est né, nous le
croyons, dans la méthode de notre maître telle est
notre opinion après une longue année de recherches.

TROISIÈME PARTIE

Chromoradiomètre du Docteur Bordier [1]

Il s'agissait tout d'abord d'étudier l'action et le mécanisme d'action des rayons X sur les platino-cyanures ; cette action fut trouvée être déshydratante et retrouvée de même nature avec les rayons du radium par le professeur Kowalski. Ces sels, dans une atmosphère desséchée par l'acide sulfurique, passent par les mêmes teintes que lorsqu'ils sont soumis aux rayons X ; ces mêmes colorations se produisent encore sous l'influence d'une température croissante, ou par trituration, écrasement, en un mortier, aux points broyés par la baguette de verre. D'autre part, la fluorescence des platino-cyanures, sous l'influence de cette même hydratation, s'atténue et finit par disparaître. La réhydratation et, avec elle, le retour du sel à son état primitif, peut avoir lieu en partie et assez rapidement sous l'action des rayons lumineux, mais la coloration ne revient jamais en réalité à la teinte d'un sel vierge de toute action X. Néanmoins, le platino-cyanure peut être régénéré par dissolution et néo-cristallisation du sel (Bordier et Galimard) et

---

(1) Chez Maury, constructeur. 7. quai Claude-Bernard.

cette découverte de notre maître eut une conséquence
pratique des plus importantes en permettant de
récupérer le platino-cyanure des vieux écrans utilisés
dans les postes radiothérapiques et dont on se conten-
tait autrefois de ne retirer que le platine.

Restait maintenant à choisir, parmi les platino-
cyanures, le plus apte à être le réactif cherché. Il fut
reconnu que le sel de baryum était celui possédant le
moins d'affinité pour l'eau à l'encontre de celui de
de magnésium. Si les platino-cyanures de baryum, de
potassium, d'ammonium et de magnésium sont exposés à un même agent de deshydratation, celui de
baryum est le premier à virer et celui de magnésium
est le plus long à effectuer son virage du rouge au
blanc. Fait-on inversement agir la réhydratation, le
sel de magnésium sera le premier à revenir à sa
coloration initiale et celui de baryum sera le plus
retardataire. En outre, ce dernier sel a été préféré à
cause de sa grande facilité à virer vers le brun. Agglutiné dans du collodion, il vire sous l'action des
rayons X de sa teinte initiale vert clair, progressivement, suivant des quantités d'irradiations croissantes,
aux teintes jaune clair, jaune soufre, jaune gomme
gutte et enfin marron. A ce degré s'arrête la coloration définitive, en même temps d'ailleurs que
s'est complètement éteinte la fluorescence, qui avait
diminué pendant le virage indiqué. A la vérité, Sabouraud et Noiré avaient déjà fort bien jugé qu'il y avait,
dans ce virage de teintes un moyen de mesurer la
quantité de rayons X émis, en se plaçant, bien entendu,
dans des conditions convenables. Il s'agit là d'une

action totalisatrice des irradiations en la substance qui change de couleur, que ce virage de teinte peut parfaitement mesurer. Holzknecht avait déjà recours à cette action totalisatrice par l'emploi de ses godets au sulfate de potasse, mais les procédés auxquels il est fait ici allusion, n'étaient pas à l'abri d'un certain nombre de causes d'erreurs qui n'avaient que trop tendance à donner au radiothérapeute, selon la parole de Bergonié : « l'illusion de la précision, pour la précision elle-même », et lui faire courir ainsi les plus grands risques. Aussi une longue étude du chromoradiomètre décrit dans les pages qui suivent a-t-elle mis l'instrument et ses données à l'abri de toutes les embûches.

Description du chromoradiomètre.

Le point fondamental de la nouvelle méthode réside en le virage du platino-cyanure de baryum inclus dans le collodion et placé sur les tissus eux-mêmes, ou, au moins, au voisinage et *sur le même plan* que la surface irradiée. Le sel est ainsi agglutiné en pastilles de forme carrée de $6^{mm}5$ de côté, lesquelles sont fixées sur des lamelles de papier gommé au verso. Une échelle de cinq teintes a été adoptée dont chacun des degrés de coloration répond à l'une des réactions principales du traitement radiothérapeutique.

La teinte O est d'un vert jaune peu foncé; c'est la couleur prise par le platino-cyanure après une exposition faible. Sur une peau saine, la quantité de rayons X qui a déterminé le virage du platino-cyanure de baryum à la teinte O produit, après une période latente de trois semaines environ, la chute temporaire des poils mais sans érythème appréciable. Sur une peau malade on verrait paraître l'exacerbation d'une plaque d'eczéma ou d'un nodule lupique. C'est la réaction du premier degré, *forme légère*. On peut répéter sur une même région la dose correspondant à la teinte O tous les mois, mais seulement pendant trois mois, car, après l'absorption par les tissus d'une dose triple de celle-ci, on voit apparaître une radiodermite plus ou moins grave suivant les régions du corps. A-t-on besoin de continuer l'action des rayons X sur la même partie tout en conservant l'intégrité de la peau, il sera prudent d'attendre trois mois après la dernière, c'est-à-dire après la troisième séance d'application de la teinte O. Cette teinte O convient pour les cas où l'on ne doit pas provoquer de radiodermite, par exemple si l'on veut faire agir les rayons sur un carcinome du sein, un ganglion tuberculeux, etc. Si, toutefois l'ampoule employée est par trop molle, on peut voir survenir une légère rougeur de la peau le soir de la séance ou durant les jours suivants, il faut éviter cet érythème analogue à un « coup de soleil » électrique et, pour cela, interposer une feuille de papier noir ou rouge entre les tissus et l'ampoule ou mieux se servir d'une ampoule un peu dure, de degré n° 8 ou 9 B. W.

La teinte I d'un jaune clair et légèrement verdâtre est celle que prend le platino-cyanure lorsqu'une peau normale qui le supporte a absorbé *la dose maxima* de de rayons compatible avec son intégrité : chute des poils après une vingtaine de jours de latence, mais avec un léger érythème se montrant une quinzaine de jours après l'application. C'est là l'exposition dite *normale* qui correspond à ce que l'on peut appeler la *réaction du premier degré*; elle se manifeste sur le tégument cutané par une chute temporaire des poils et l'exagération très nette des phénomènes congestifs préexistants, s'il s'en trouve : inflammation d'un placard eczémateux ou psoriasique, etc. A ce degré, l'on s'arrêtera pour le traitement de la pelade, de la teigne, ou quand on voudra à tout prix éviter la radiodermite dans le traitement d'une tumeur interne, mais à la condition qu'il s'écoule entre chaque séance un intervalle d'un mois et demi. On ne devra faire à la même place que deux fois cette dose, faute de quoi se produirait l'accumulation des effets dont parlait Beclère et l'on arriverait fatalement à la radiodermite.

La teinte II est jaune soufre; elle est prise par une pastille de platino-cyanure qui reçoit la même quantité de rayons X qu'une peau saine dont la réaction serait caractérisée, après une période latente de 12 à 13 jours, par de l'érythème, de la tuméfaction, et une desquamation marquée à la fin de la réaction. La période latente, de deux septennaires à peine, ne présente en général rien de particulier si ce n'est un léger gonflement des tissus dans les heures qui suivent l'application, après 12 à 20 heures. Mais ici encore si le tube est très mou, une vive rougeur peut survenir le lendemain ou le surlendemain de l'irradiation. Sur certaines peaux et sur certaines régions du corps, le cou par exemple, l'application de cette teinte II peut amener des phlyctènes au niveau de la base des poils, et même une légère vésication. Il est donc prudent de rester en dessous de cette dose, quand on veut être sûr de ne pas provoquer une inflammation allant jusqu'à la vésication. La teinte II représente la dose à utiliser pour le traitement de l'acné (excepté celui de la face chez l'homme), du lichen plan, de certains eczémas et du psoriasis. Elle pourrait encore, au besoin, être utilisée pour agir contre les tumeurs internes : goîtres, carcinomes du sein, mais seulement si l'on ne craint pas d'amener la tuméfaction et la desquamation de la peau. En ce cas néanmoins, il faudrait attendre trois mois avant de renouveler l'application. Cette réaction, due à l'application de la teinte II, est *la réaction du deuxième degré*, forme légère ; les symptômes en persistent pendant deux ou trois semaines après son début. Les poils, en ce cas, tombent évidemment, mais même, après deux ou trois mois, n'ont pas encore repoussé. Aussi est-ce cette teinte II ou mieux une dose un peu plus forte qui convient pour l'épilation dans les cas d'hypertrichose.

La teinte III est de couleur gomme-gutte ; le platino-cyanure l'atteint pour une réaction cutanée du deuxième degré, caractérisée sur une peau normale par de la rougeur, vésication, érosion, exsudation. C'est la *radiodermite vraie*. La période latente, sur la peau saine est de huit à dix jours, à condition toutefois que l'ampoule ne soit pas trop molle. Les lésions produites sur la peau exigent pour guérir un bon mois : elles correspondent à la réaction de l'exposition normale forte de Kienböck. Mais, en pra-

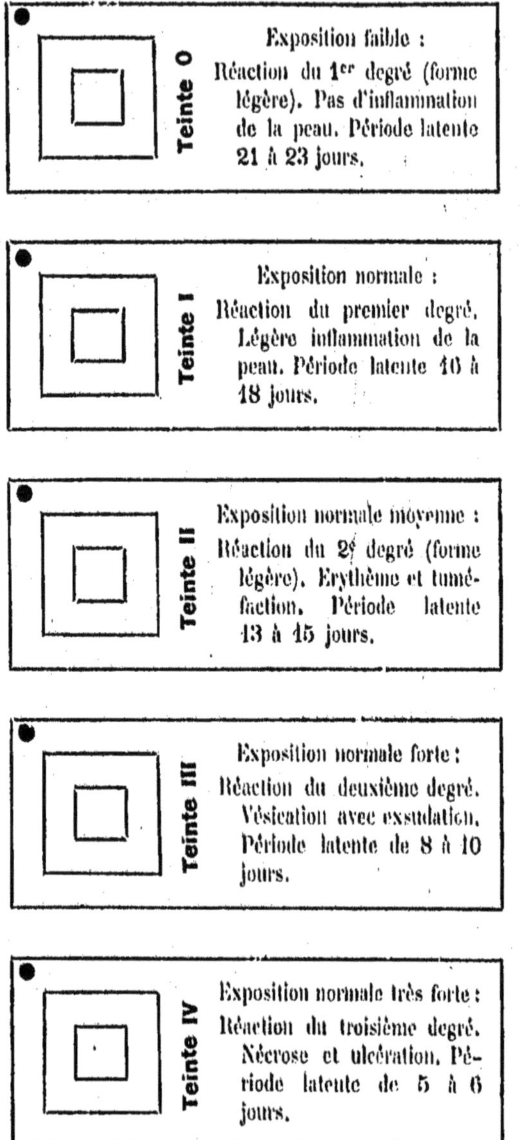

Ensemble des cinq fiches chromoradiométriques du Dr Bordier

tique, la teinte III ne devra pas être appliquée sur une peau normale et être réservée pour la cure de placards lupiques anciens, de certains épithliomas, ou encore de tumeurs érectiles et de nœvi plans, en un mot pour tous les cas où il s'agit de déterminer une vive inflammation sur les tissus irradiés.

La teinte IV enfin est marron ; le platino-cyanure l'atteint sous l'influence d'une quantité de rayons X amenant la réaction du troisième degré, c'est-à-dire une action *nécrosante et ulcérative* sur une peau saine. C'est *l'exposition la plus forte* que l'on ait l'occasion de faire en radiothérapie. Une pareille dose ne saurait jamais être employée sur des tissus normaux, mais devra être appliquée pour le traitement en une seule séance de certaines formes d'épithéliomas ulcérés ou verruqueux de la face et du nez (1). Toutes les formes de cancers cutanés dits cancroïdes, ulcus rodens, pourront être guéris après une seule exposition ayant amené la pastille témoin, disposée exactement sur le même plan et tout au voisinage de la lésion, à la teinte IV.

Enfin, rien ne sera plus facile que l'application de teintes intermédiaires aux cinq teintes cardinales ainsi établies ; il suffira que la pastille prenne une coloration tenant le milieu entre deux teintes successives du chromoradiomètre. Désirerait-on par exemple obtenir à coup sûr un peu plus que de l'érythème, une légère vésication ? on dépassera la teinte II, mais on s'arrêtera en deçà de la teinte III, dont on se rapprochera d'autant plus que la vésication désirée sera plus forte.

(1) Voir observations.

Les teintes étalons ont été obtenues à l'aide dé produits très stables et éprouvés à une longue exposition au soleil, d'où il suit que chaque nuance est invariable, condition fondamentale très défectueusement remplie par l'appareil d'Holzknecht et aussi bien la teinte B de Sabouraud et Noiré.

Voyons maintenant le dispositif ingénieux imaginé par notre maître pour donner toute facilité d'apprécier les teintes par comparaison. Chaque échantillon de chacune des cinq teintes fondamentales, coloré d'une façon inaltérable, comme nous l'avons vu, a la forme d'un petit carré de deux centimètres de côté collé à l'extrémité d'une flèche rectangulaire en carton où sont imprimés : 1° le numéro de la teinte ; 2° le degré de réaction que produira son application ; 3° l'effet thérapeutique de cette application ; 4° la durée de la période latente. Pour donner à l'œil une sensibilité maxima dans la comparaison de la couleur prise par la pastille carrée de platino-cyanure et de celle de la teinte choisie, on a pratiqué, à l'extrémité du carton support et au centre du carré de papier coloré, une ouverture carrée elle-même de 7 $^m/_m$ de côté, de telle façon que la pastille, laquelle a 6 $^m/_m$, 5 de côté, puisse pénétrer librement dans l'échancrure et prendre la place de la partie de carton colorée que l'on a enlevée. De cette façon, la surface de la pastille est sur le même plan que la teinte de comparaison et entourée de toutes parts d'un champ coloré avec lequel, dès lors, la comparaison est facile à faire. L'on pourra donc, dans toute application radiothérapique, donner à la pastille de platino-cyanure placée sur les tissus mêmes, exactement la couleur d'une des teintes décrites.

L'ensemble des cinq fiches chromoradiométriques, reliées entre elles par un cordonnet, est placé dans une élégante boîte en forme de pochette construite par l'habile constructeur lyonnais Maury et divisée en trois compartiments : le premier contient les fiches; le second les pastilles de platino-cyanure vierges, le troisième est réservé aux pastilles usagées. Une instruction très complète, basée sur les considérations qui suivent, accompagne l'instrument.

Ouvrons ici une parenthèse : il fut reconnu que le radium donnait à peu près les mêmes réactions colorantes que les rayons X sur les platino-cyanures. Le chromoradiomètre ci-dessus décrit pouvait donc servir à la mesure pratique de l'activité des différents échantillons du radium. C'est ainsi qu'un échantillon d'activité 100.000 détermina sur une pastille irradiée pendant une semaine, à une distance de 1 à 2 millimètres, la teinte IV du chromoradiomètre.

Précautions à prendre.

I. — Il fallait également répondre à une objection des plus graves : N'y a-t-il aucune exception dans le virage de la pastille à une couleur donnée ? La réaction obtenue sera bien la réaction voulue, mais à la condition, bien entendu, que l'on ait employé des rayons X de dureté moyenne. Si l'ampoule radiogène était très molle, tout une gamme de rayons X, dont quelques-uns se rapprocheraient par leurs propriétés physiques

et physiologiques de ceux émis par un tube de Geissler,
c'est-à-dire voisines de l'ultra-violet, serait engendrée.
Or, ces radiations s'y trouvent, à coup sûr, et suivant
l'expression significative de notre maître : « Les tissus
savent bien les reconnaître. » Ceci n'a, d'ailleurs, rien
qui doive étonner, une ampoule de Crookes ne différant
en somme d'un tube de Geissler que par le degré du
vide. Entre une ampoule donnant l'effet Geissler et
une autre donnant l'effet Crookes, il y a toute une
série d'états intermédiaires dûs à des degrés de vide
de plus en plus grands. On doit donc s'attendre à
trouver dans le faisceau émanant d'une ampoule
molle des radiations correspondant à tous ces intermédiaires, et se rapprochant d'autant plus des radiations ultra-violettes que le degré du vide sera plus
près d'égaler celui d'un tube de Geissler, c'est-à-dire
que l'ampoule sera plus molle.

S. Leduc a montré qu'un tube de Geissler est une
source très féconde d'actions photochimiques. Admettant donc que des radiations très voisines de l'ultra-
violet naissent dans une ampoule très molle, le faisceau
total qu'elle engendrera, composé de rayons X et de
rayons très peu pénétrants dont les propriétés se rap-
prochent de celles des rayons photochimiques, agira sur
la peau en produisant une action dissociable en : 1° action
photochimique rapide, se manifestant 24 à 36 heures
après l'irradiation ; 2° action radiothérapique après
plusieurs semaines de latence. Ceci explique qu'en
appliquant une dose de rayons X mesurée par la
teinte I avec une ampoule très molle (n° 2 B. W., 2ᵐᵃ ;
2ᶜᵐ5 au spintermètre), on observe *dès le lendemain*

de la séance l'apparition d'un érythème. Cet érythème en effet, suivant l'expression imagée de notre maître, déjà citée plus haut, a bien l'air d'un « coup de soleil » électrique ou naturel, la véritable action radiothérapique ne venant qu'au bout du laps de temps de latence prévu, « corser » les phénomènes réactionnels. Il s'agit donc, pour éviter cette action photothérapique, de ne pas employer des ampoules trop molles, les teintes fondamentales ayant été étalonnées pour des radiations de dureté moyenne.

II. — Une autre considération très importante se présentait dès lors : la dureté des rayons modifie-t-elle par ses variations le mode de virage des platino-cyanures ? On pouvait croire que les rayons peu pénétrants ont une action plus grande que les rayons très pénétrants, parce que bien plus absorbables par les tissus. Des expériences furent à ce sujet entreprises dans lesquelles on ne fit varier que le seul degré de dureté du tube : l'on s'assura qu'en disposant une pastille à une distance donnée de l'anticathode, soit 13 centimètres, et en mesurant le temps nécessaire pour que cette dernière prenne la teinte I, le temps varie d'une façon négligeable avec la dureté de l'irradiation. Ainsi, avec des rayons de n° 10 B. W. et de $0^{mA},5$, a teinte I a été obtenue en 9 minutes 30 secondes, tandis qu'avec des rayons mous (n° 5 de B. W. et $1^{mA},3$), il a fallu 10 minutes, toutes choses égales d'ailleurs. Donc, *l'action des rayons très pénétrants et celle des rayons peu pénétrants sur le platino-cyanure sont pratiquement analogues.* D'ailleurs, les radiations ultra-violettes des ampoules molles n'agissent pas sur le platino-cyanure, on s'en est assuré. En effet, une pastille exposée pendant 40 minutes à une faible distance d'un arc électrique, dont d'ailleurs on eut soin de neutraliser l'effet calorifique, ne[vira d'aucune façon. Cette inactivité des rayons ultra-violets fait comprendre l'égalité d'action radiothérapique des radiations dures ou molles en un temps donné.

III. Autre point à envisager : la différence de sensibilité de la peau exposée à une même dose de rayons X, *sensibilité individuelle* et *sensibilité régionale*. Les variations de ces sensibilités, bien que niées par certains, sont reconnues aujourd'hui par la plupart des radiothérapeutes et nous avons vu l'importance que leur attachent quelques-uns d'entre eux. Tout désaccord à ce sujet est vite suspendu si l'on dose bien la quantité des rayons X appliquée. On reconnut ainsi que la sensibilité des parties soumises à des frottements répétés est plus grande que celle des autres régions : le cou en particulier, surtout chez les gens habitués aux cols étroits, réagit très énergiquement. Il faut en être prévenu, car dans le traitement d'un goitre volumineux l'application de la simple teinte I amène une radiodermite avec vésication. Autre exemple curieux : la teinte II appliquée chez une femme atteinte d'hypertrichose a causé au cou de la vésication, tandis que le menton, qui pourtant aurait dû réagir plus vivement parce que placé plus près de l'ampoule, ne présenta qu'un léger érythème avec tuméfaction, puis desquamation. Il faudra donc encore tenir

le plus grand cas possible des différences individuelles
et régionales.

Cette différence dans les réactions individuelles est
d'ailleurs maintenant admise par tous les médecins
expérimentés en radiothérapie ; elle a encore été tout
récemment reconnue au Congrès de l'Association
française pour l'avancement des Sciences tenu à
Lyon au mois d'août dernier et dont la section d'électricité médicale a émis le vœu suivant, porté à la
connaissance des pouvoirs publics : « La section d'élec-
« tricité médicale du Congrès admet, après discussion,
« qu'avec des doses égales évaluées avec les indica-
« teurs actuels, certains individus, dans des conditions
« spéciales, peuvent présenter des réactions quelque
« peu différentes. »

Il était utile que l'on sache bien, ailleurs que dans les
laboratoires, que les rayons X peuvent, même bien
dosés, produire des effets variables suivant les sensibilités cutanées. C'est ce qui a déterminé notre maître
à indiquer dans l'instruction qui accompagne son
chromoradiomètre que la dose de la teinte II (dont la
réaction touche aux confins de la radiodermite) peut
amener sur certaines peaux, la vésication, alors que
sur d'autres elle ne produira que de l'érythème.

L'examen que nous avons fait des procédés anté-
rieurement employés fait immédiatement ressortir les
avantages du nouveau procédé radiochromométrique.
Tout d'abord, la pastille étant solidement maintenue
sur le même plan que les tissus eux-mêmes par son support en papier gommé, plus n'est besoin de ces porte-
radiomètres et de leur réglage à une distance donnée de

l'anticathode. Néanmoins quelques précautions à prendre méritent d'être soigneusement signalées. En tout premier lieu, il faut bien connaître les erreurs que pourrait causer une lumière trop vive par le trouble qu'elle apporterait au virage du platino-cyanure. Nous allons à ce propos reproduire les considérations que nous permirent nos récentes expériences sur l'*Influence de la lumière sur le virage du platino-cyanure de baryum employé dans les mesures radiothérapiques* (*Archives d'électricité médicale*, octobre 1906). L'observateur en effet voit rapidement pâlir sous la lumière du jour la pastille de platino-cyanure portée à une teinte donnée. MM. Sabouraud et Noiré recommandaient déjà d'opérer dans une demi-obscurité pour éviter cette influence perturbatrice de l'énergie solaire due, comme l'ont montré MM. Bordier et Galimard, à une variation d'hydratation du sel de baryum. L'on conçoit donc aisément que cette influence des rayons lumineux, agissant en facilitant la réhydratation du sel qu'au contraire tendent à déshydrater les rayons X, rende le dosage inexact des deux manières suivantes : 1° une première erreur proviendrait d'une exposition trop prolongée de la région à traiter à l'ampoule radiogène si l'on n'agissait pas dans une demi-obscurité, pour ne pas dire dans une obscurité presque complète, sans quoi il se produirait une erreur en trop, donc dangereuse. La pastille de platino-cyanure de baryum en effet, sur laquelle s'exercerait le conflit des deux actions radioactive et lumineuse, deshydratante et hydratante, mettrait un excès de temps à atteindre la teinte voulue, temps pendant lequel les tissus du sujet absorberaient une quantité de rayons X non prévue, voire même nocive, lorsqu'il s'agirait des teintes les plus élevées. Une seconde erreur proviendrait de trop fréquentes lectures à la lumière du jour, or précisément la comparaison des teintes, pour être exacte, doit absolument n'être faite qu'à la lumière du jour. Aussi nous a-t-il semblé intéressant d'étudier, à un point de vue exclusivement pratique, le dévirage du platino-cyanure de baryum pour en apprécier l'importance et voir dans quelles mesures il pourrait nuire à la précision de la méthode. Nous avons à ce sujet entrepris deux séries d'expériences. En premier lieu nous avons recherché la vitesse de virage du sel de baryum, successivement aux teintes I, II, III, IV du chromoradiomètre de notre maître, d'abord à la lumière du jour diffuse, ensuite dans l'obscurité, les pastilles étant, dans ce dernier cas, recouvertes d'une chemise de papier noir tout le temps de leur impression. Nous obtînmes les résultats suivants :

A la lumière diffuse, il fallut pour obtenir :

La teinte I du chromoradiomètre 6 minutes
     II   —   10 — 30 sec.
    III   —   19 — 30 sec.
    IV   —   28 — 30 sec.

Il fallut au contraire, la pastille étant recouverte de papier noir, pour obtenir :

La teinte I du chromoradiomètre 6 minutes
     II   —   10 — 30 sec.
    III   —   15 — 30 sec.
    IV   —   23 — 30 sec.

Conditions expérimentales, éclairement mesuré au lucimètre du Docteur Bordier : 1/20 de carcel-mètre, étincelle équivalente de 14 centimètres, distance de la pastille à l'anticathode dans la région de rayons à effet maximum : 12 centimètres.

En second lieu, les expériences comparatives entre le dévirage des pastilles à la lumière solaire et leur dévirage dans l'obscurité, donnèrent les résultats suivants :

DÉVIRAGE A LA LUMIÈRE

Point de départ : la teinte II

la teinte III est obtenue en 5 minutes
II » » » 9 »
I » » » 14 »
normale paraît obtenue en 2 heures 10 minutes (au total).

Pour cette expérience, l'éclairement était de quatre carcel-mètres et demi, et les autres conditions étaient les mêmes que celles des expériences citées plus haut.

DÉVIRAGE DANS L'OBSCURITÉ

Point de départ la teinte II

La teinte III est obtenue en 2 heures 45 minutes
II » » » 26 »
I » » » 45 »
normale n'est pas encore obtenue au bout de 15 jours.

V. — Nous avons, en outre, mainte et mainte fois constaté que l'emploi répété d'une même pastille faussait le virage et le dévirage normaux, ce qui doit absolument faire rejeter l'emploi d'une telle pastille. Il découle de ces considérations que la nécessité est absolue d'opérer suivant le conseil déjà antérieur de Sabouraud et Noiré, dans une obscurité aussi complète que possible, qu'il ne faut point trop fréquemment exposer la pastille à la lumière pendant les séances de traitement. La vitesse de virage d'ailleurs, étant pour une teinte donnée et dans les mêmes conditions bien définies de position vis-à-vis de l'ampoule radiogène sensiblement constante, on arrivera vite à l'application presque entière et d'emblée de la teinte voulue.

VI. — On peut tirer, d'autre part, de ces données, une autre conclusion indirecte : Dans l'emploi du chromoradiomètre, il faudra que la quantité de rayons X émise par l'ampoule soit aussi grande que possible ; il y aura donc tout avantage à actionner l'ampoule au moyen d'une bobine donnant de 40 à 45 centim. d'étincelle. L'emploi des machines statiques serait défectueux non seulement pour l'usage du chromoradiomètre, mais aussi pour les usages radiothérapiques. La quantité de rayons X que ces machines font débiter aux ampoules même les meilleures, reste faible, si bien qu'il faut un temps très long pour faire virer le platinocyanure à la teinte I, ce qui correspond pourtant à une quantité de rayons relativement faible. Or pendant le temps employé à obtenir ce virage, le platino-cyanure tend constamment à revenir à la teinte initiale, ce qui entraîne une production de rayons X plus grande que la quantité correspondant à la teinte I. Dans une application radiothérapique faite avec une machine statique à 10 plateaux, il a fallu une heure et demie pour arriver à la teinte I. Or la réaction obtenue sur les tissus fut exactement celle correspondant à la teinte II (phlyctènes, légère vésication, etc). On avait opéré bien entendu, dans l'obscurité. Ce résultat est dû à ce que le platino-cyanure, dans l'obscurité même, revenait lentement vers sa couleur initiale malgré l'action inverse des rayons X. Il nous paraît donc de toute nécessité d'actionner fortement l'ampoule radiothérapique et de placer celle-ci aussi près que possible des tissus mais sans les toucher, de façon à diminuer au maximum le temps des irradiations. Une trop grande pose constituerait, d'après ce qui précède, une cause d'erreur par excès contre laquelle il faut être prévenu quand on dose les rayons au moyen du chromoradiomètre.

Avantages du chromoradiomètre

Ces précautions prises, l'usage du nouveau chomoradiomètre permet un radiothérapie efficace puisqu'une seule séance suffit pour faire absorber aux tissus le la dose utile de rayons X correspondant à l'affec- à traiter. En principe notre maître, à l'instar de Belot, n'est point partisan de la *méthode fractionnée* qui consiste à n'exposer que quelques minutes les tissus aux rayons X, quitte à répéter les séances deux ou trois fois par semaine tout comme l'on ferait en électrothérapie courante pour le traitement, par exemple, d'une paralysie. De telles expositions cutanées, empiriques, suspendues quand commence à apparaître la réaction, peuvent causer au médecin les plus grands ennuis et leur prompte disparition serait à souhaiter : « Il est certain en effet que cet agent thérapeutique doit, comme les autres, être dosé et avec plus de soins encore que certains médicaments. On connaît les effets de cette puissante forme de l'énergie radiante ; on sait quels effets désastreux elle est capable de produire quand elle est employée sans discernement. Comment peut-on manier un agent de cette force sans être sûr de la dose qu'on fait absorber aux tissus? » (Bordier). D'ailleurs les résultats radiothérapiques sont si différents suivant la main qui a appliqué les rayons ! Belot l'a bien mis en évidence dans son article intitulé : *De l'importance du dosage et de la méthode dans le traitement radiothérapique de quelques affections néoplasiques* (loc. cit.). Pour les cas nécessitant en une seule séance des doses correspondant aux teintes III ou IV, il faudra être de toute nécessité maître d'une puissante installation, capable d'entretenir dans le primaire d'une bobine de 45 centimètres d'étincelle une intensité de 7 ou 8 ampères. Car, s'il fallait déjà une demi-heure pour l'obtention de la teinte II, il faudrait alors pour obtenir les teintes III ou IV des temps deux ou trois fois plus grands soit une heure ou une heure et demie de pose, laps de temps impossible à exiger en pratique. En somme l'installation, c'est-à-dire la valeur du coefficient de transformation de la bobine, la qualité de l'interrupteur, de l'ampoule, etc., doit être telle que le virage du platino-cyanure poussé jusqu'à la teinte IV ne demande pas plus d'une demi-heure à une distance de 12 à 15 centimètres environ comprise entre l'anticathode d'une part et d'une autre la pastille et les tissus. L'usage d'une ampoule à anticathode refroidie s'impose aussi pour éviter l'effet des radiations calorifiques qui se développeraient sans cette précaution en modifiant la qualité des rayons engendrés.

Un autre point intéressant en radiothérapie, comme d'ailleurs à un point de vue plus général en radiologie, c'est de connaître *le nombre de décharges* qui alimentent un tube donné, le nombre d'excitations de celui-ci par unité de temps devant nécessairement faire varier la quantité de rayons X qu'il émet et par conséquent le temps d'exposition ou de pose, suivant l'usage radiothérapique ou l'usage radiographique. On se demanda dès lors s'il était possible de constater cette influence du nombre d'interruptions du courant sur la quantité de rayons X produite en prenant comme unité de mesure le temps nécessaire dans chaque régime d'interruptions pour obtenir le virage du platino-cyanure de baryum à une teinte donnée du chromoradiomètre.

Ce travail (1) put être mené à bien grâce à un instrument construit par Maury et désigné à cause de sa fonction sous le nom de « *ruptures-mètre* ». Ledit instrument mesure en effet le nombre d'interruptions du primaire et par suite le nombre de courants induits de rupture qui traversent l'ampoule. Le « *ruptures-mètre* » s'adapte facilement sur l'interrupteur Maury nouveau modèle (fig. 2); il se compose d'un compteur

---

(1) Bordier, Communication au Congrès de l'A. F. A. S., Lyon, août 1906.

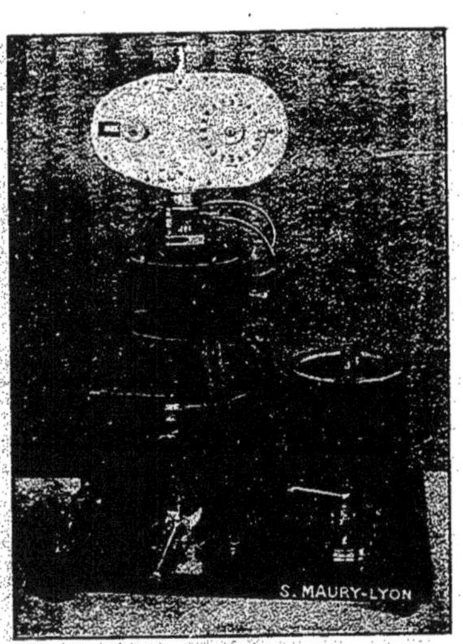

Fig. 2. — L'interrupteur nouveau modèle de Maury surmonté du " ruptures-mètre ".

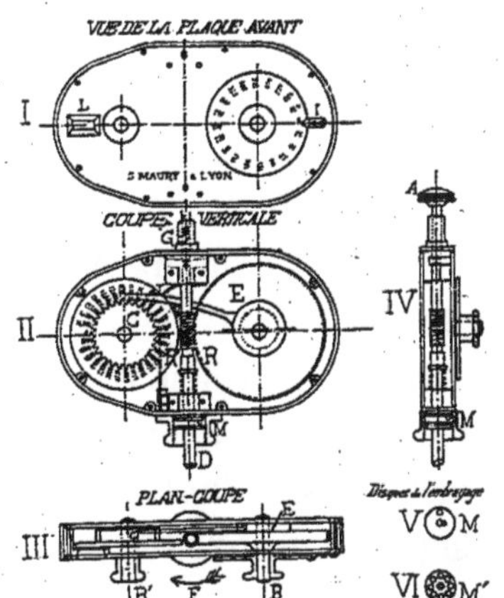

Fig. 3. — Détail du mécanisme du " ruptures-mètre ".

de tours muni d'une graduation telle que, par une simple lecture, on a le nombre d'interruptions du primaire par l'interrupteur placé au-dessous. L'appareil porte deux cadrans, l'un gradué de 500 en 500 de 0 à 1.500, l'autre de 25 en 25 de 0 à 500, dont la lecture combinée donne à 25 près le nombre de ruptures produit en un temps fixé. La remise au zéro se fait à l'aide de deux boutons moletés. Enfin, un dispositif spécial (fig. 3) permet, en appuyant sur un autre bouton placé sur la partie supérieure, d'embrayer ou de débrayer à volonté l'appareil sur le mouvement du moteur.

Dans ces conditions, on pouvait résoudre les questions suivantes : 1° Comment varie la quantité de rayons X émise par une ampoule donnée avec le nombre d'excitations de l'ampoule par unité de temps ; 2° pour obtenir l'émission d'une quantité donnée de rayons X, le nombre total d'excitations de l'ampoule change-t-il ?

En premier lieu, des pastilles de platino-cyanure ont été placées chacune à une même distance de 15 centimètres de l'anticathode de l'ampoule employée, laquelle fut excitée par un courant de 4 ampères, 5 avec un degré de vide maintenu bien constant. *Le ruptures-mètre de Maury*, par simple lecture, accusait le nombre d'interruptions du primaire et de temps en temps on coupait le courant pour apprécier le virage du platino-cyanure lequel fut porté à la teinte 1 du chromoradiomètre. Les temps mis pour l'obtention de la teinte 1 étant rigoureusement relevés pour trois nombres différents d'interruptions du primaire, on obtint le tableau suivant :

Nombre de ruptures par minute.	Temps mis pour obtenir la teinte I	
1° 1938............	19 minutes	
2° 2745............	13 »	30 secondes
3° 3544............	10 »	»

Ceci démontre clairement qu'à mesure que croît la vitesse de rotation de l'interrupteur, la durée d'exposition du platino-cyanure, pour virer à la teinte I, va en diminuant régulièrement. Le calcul des rapports inverses des nombre de ruptures entre eux et des rapports directs des temps employés pour l'émission par l'ampoule d'une même quantité de rayons X donne :

Rapport des nombres de rupture.	Rapport des temps
1° 1..............	1
2° 1,43..........	1,4
3° 1,9...........	1,8

Étant donnée la nature même des expériences chromoradiométriques, ces valeurs sont suffisamment voisines les unes des autres pour que l'on puisse formuler la loi suivante : *Le temps d'exposition du platino-cyanure pour virer à une teinte donnée est inversement proportionnel au nombre d'excitations par minute de l'ampoule.*

La solution du second problème découle des mesures précédentes. Connaissant en effet le nombre d'interruptions par minute du primaire d'une part, et d'autre part le temps mis pour obtenir le virage du platino-cyanure à une teinte donnée, le calcul du nombre total des décharges ayant traversé le tube radiogène pendant l'émission de la quantité des rayons X correspondant à la teinte employée, s'en déduit aisément.

Durée de l'émission		Nombre total des décharges
1° 19 minutes		36.825
2° 13 — 30 sec.		37.057
3° 10 — 30 —		37.760

Donc, le nombre des décharges ayant traversé l'ampoule pour lui faire émettre chaque fois la même quantité de rayons de qualité constante est très sensiblement le même, quelle que soit la vitesse de rotation de l'interrupteur. C'était là un résultat presque à prévoir, car l'effet des rayons X sur les platino-cyanures est dû à l'addition des quantités émises pendant chaque charge qui traverse l'ampoule : que les décharges se succèdent lentement ou rapidement, la quantité de rayons émise devra être la même, toutes choses égales d'ailleurs, pour un nombre constant d'excitations. L'expérience indique cela très clairement et les conclusions pratiques qui s'en dégagent sont les suivantes : 1° la durée du traitement radiothérapique, ou de la pose pour l'épreuve radiographique, sera abrégée en augmentant le nombre des décharges qui traversent l'ampoule radiogène ; 2° dans la notation des différentes constantes d'un dispositif donné de radiothérapie ou de radiographie, il est utile de connaître, en plus de l'intensité du primaire, le nombre de décharges à travers l'ampoule.

L'absence d'une pareille donnée explique les écarts constatés par les divers radiographes dans les temps employés avec une même ampoule soit pour faire la radiographie d'un bassin par exemple, soit pour obtenir

l'émission d'une quantité donnée de rayons X. Il est donc
à souhaiter que les interrupteurs employés en radiologie soient munis d'un appareil qui, comme le « *ruptu-
resmètre* », permette de connaître à chaque instant le
régime du fonctionnement de l'ampoule radiogène,
c'est-à-dire le nombre de décharges par unité de
temps.

Une autre constatation intéressante que permirent
de nombreuses expériences est la variation propor-
tionnelle des temps nécessaires pour l'obtention des
virages à chaque teinte successivement et du numéro
correspondant aux cinq teintes. C'était d'ailleurs dans
cet ordre d'idées qu'avait été comprise l'échelle colorimétrique. Citons à ce sujet l'expérience suivante,
durant laquelle bien entendu le régime de l'installation
fut maintenu rigoureusement constant :

```
Pour obtenir la teinte  0 il a fallu  4 minutes  30 secondes
    —               I      —      9      —            —
    —              II      —     17      —      45     —
    —             III      —     26      —      30     —
    —              IV      —     35      —      45     —
```

Nouvelle unité de quantité : l'unité I du Dr Bordier

Mais la question qu'il importait le plus de résoudre (1)
et que notre maître le Docteur Bordier résolut malgré
les difficultés de toutes sortes qui ne découragèrent
pas son ingéniosité, siégeait dans l'établissement d'une
solide *unité de mesure* qui puisse servir de terme de
comparaison et d'étalon en quelque sorte immuable

---

(1) Bordier et Gallimard, Congrès de l'A. F. A. S., Lyon, 1906.

·pour le nouveau procédé radiométrique. Il ne s'agissait évidemment plus de l'emploi d'une unité empirique, telle que celle d'Holzknecht, ou même telle que l'unité X de Kienböck qui repose sur la précédente dont elle est le double, ou même encore que l'unité M de Guilleminot établie avec un échantillon radioactif. Il fallait mieux encore, et ce mieux ce fut l'unité I, aussi modestement dénommée par notre maître en raison de la mise en liberté d'iode dans une solution, qui servit à l'établir. La curieuse propriété des rayons X vis-à-vis de la solution de Freund (2 0/0 d'iodoforme en solution dans le chloroforme), mentionnée plus haut avec le principe de dosage qu'espérait en retirer son auteur, restait, malgré l'insuccès de ce dernier, fort séduisante. Et c'eût été dommage de n'en point tirer parti à cause surtout de la sensibilité de cette réaction due à la coloration que donne à la solution la moindre quantité d'iode libéré. Cette sensibilité il est vrai, était par elle-même un peu un inconvénient pour l'établissement d'un procédé quantitométrique basé sur elle ; mais à défaut d'une méthode de dosage même, il y avait là de quoi du moins en consolider fermement une autre, et c'est ce que fit notre maître pour la sienne en en tirant son unité de mesure, l'unité I. Quel que soit le mode de mise en liberté de l'iode dans la solution de Freund, peu nous importe ; on l'a attribué à une action d'oxydation ; il y est en tout cas certainement libéré sous l'influence des rayons X, s'y trouve révélé par sa couleur caractéristique et même son odeur, et peut y être dosé comme il sera dit plus loin. De grosses objections, celles qui

avaient dès le début paralysé les efforts de Freund,
s'élevaient immédiatement. Tout d'abord le réactif de
Freund, si facilement décomposable sous l'action des
rayons X, l'est non moins aux rayons lumineux du
jour et de la même façon, avec la même mise en
liberté d'iode. La réponse semblait évidente : Main-
tenez la solution dans l'obscurité ou dans des flacons
noircis. Mais une autre objection s'élevait alors tout
de suite, d'apparence insurmontable : Le réactif de
Freund se décompose spontanément dans l'obscurité,
beaucoup plus lentement, c'est vrai, mais s'y décompose. Le fait est que plusieurs des échantillons que
l'on fit préparer pour les expériences projetées étaient
quelques heures après leur fabrication trouvés
complètement colorés, violacés, par mise en liberté
d'iode quelles que soient les précautions prises pour
les soustraire à l'action lumineuse. Néanmoins, il était
très intéressant de constater que la liqueur de Freund
placée dans un certain de ces flacons, se conservait
au contraire parfaitement en sa coloration ambrée et
limpide normale. Galimard parvint à expliquer
cette singulière discordance en montrant que ledit
flacon, où la conservation de la liqueur était indéfinie,
avait auparavant contenu un produit de réaction
basique. Si bien qu'il fut constaté que l'addition d'une
certaine quantité de potasse à la liqueur chloroformique en gênait considérablement le virage tant à la
lumière du jour que sous les rayons X. Mais, alors,
cette liqueur ainsi modifiée, allait-elle, par un excès
contraire, être impropre aux recherches désirées ? Non,
il ne s'agissait que de tirer parti de la susdite consta-

tation et de n'additionner les échantillons de réactif
que d'une trace de liquide basique, laquelle maintien-
drait en parfaite conservation le liquide d'expérience
tout en n'empêchant pas, ou du moins en ne retardant
que dans une proportion infinitésimale, négligeable, le
virage de la liqueur de Freund sous l'action de l'irradiation de Röntgen, ou celle de la lumière solaire. D'où
il suit que, pour échapper encore à cette dernière
influence, il s'imposait de maintenir le réactif en des
flacons noircis et, durant son exposition aux
rayons X, étant donné que le verre eût modifié considérablement les rayons actifs et en eût détruit le
dosage exact et parallèle au moyen du platino-
cyanure, de recouvrir les godets contenant ledit
réactif à l'aide de papier noir interceptant la lumière
du jour sans gêner l'irradiation. D'ailleurs cette protection par le papier noir mettait encore à l'abri de
l'ozone engendré par les effluves nées autour de l'ampoule et qui, suivant certaine hypothèse, admettant que
l'iodoforme abandonnait dans le chloroforme son
iode par oxydation sous l'action radiante, eût été
encore une cause d'erreur.

Il parut dès lors intéressant, tout en s'astreignant à
ces précautions indispensables, de déterminer, pour
une quantité donnée de la solution de Freund, la quantité de l'iode y libérée par la dose correspondant à
chacune des teintes du chromoradiomètre. Mais comment apprécier le poids de cet iode ainsi libéré ? Il ne
fallait d'abord pas songer à irradier un volume considérable de liquide sous peine de faire intervenir de
multiples causes d'erreur, et la question se simplifia

déjà beaucoup en employant de petits godets en verre
de 1 centimètre carré de section dans lesquels 1 centimètre cube de la solution de Freund exactement
mesurée à l'aide d'une pipette, s'élevait donc à une
hauteur de 1 centimètre. Un godet renfermant une
quantité identique du même réactif bien pur fut pré-
paré pour chacune des quatre dernières teintes de
l'échelle. Mais la quantité d'iode isolée dans un centimètre cube ne pouvait évidemment être bien grande,
fut-ce après une très longue application ; le dosage de
l'iode libéré était donc difficile, et les procédés volu-
métriques habituellement employés en chimie pour le
dosage de l'iode furent totalement insuffisants. Force
fut de renoncer à eux pour s'adresser à un procédé
colorimétrique. On eut donc l'idée d'établir toute une
échelle de dissolutions de titre connu d'iode pur dans le
chloroforme, dans des proportions telles que les
teintes obtenues dans les godets pleins de réactif de
Freund, puissent être comparées à celle des échantillons de l'échelle. En voici les degrés au nombre de 12 :
elles furent préparées par M. J. Galimard, préparateur de M. le Professeur Hugounenq.

L'échantillon nº	1	correspond à	0	gr.	002	d'iode
—	2	—	0	»	0016	—
—	3	—	0	»	00128	—
—	4	—	0	»	001152	—
—	5	—	0	»	0010358	—
—	6	—	0	»	0009331	—
—	7	—	0	»	0008398	—
—	8	—	0	»	0007578	—
—	9	—	0	»	000604	—
—	10	—	0	»	0004832	—
—	11	—	0	»	000386	—
—	12	—	0	»	0003088	—

Des dissolutions aussi faibles avaient été obtenues, bien entendu, en étendant une liqueur de concentration connue d'une façon calculée pour chaque échelon. Il ne s'agissait plus que d'examiner par transparence auquel des échantillons de l'échelle (lesquels étaient d'ailleurs construits de telle façon que le liquide y soit vu sous la même épaisseur que dans les godets soumis aux rayons), correspondait la teinte du godet en verre qui venait d'être soumis aux rayons et découvert, pour la lecture, de son enveloppe noire protectrice contre la lumière. Là encore se présentaient des difficultés de détail. Il se trouvait d'abord que la teinte des échantillons des échelles n'était point du tout de même ordre que celle des godets soumis aux rayons. Ces derniers, en effet, contenaient un liquide rouge pelure d'oignon, par suite du mélange en son sein d'un élément violacé dû à l'iode et d'un élément jaune ambré dû à l'excès de l'iodoforme dissous et non core décomposé. Tout au contraire, les solutions chloroformiques d'iode de l'échelle, ne comportant point cet excès d'iodoforme, étaient parfaitement violacées. Il s'en suivait donc une grosse difficulté dans les lectures comparatives qui fut tournée, suivant l'idée ingénieuse de Galimard, en remplaçant l'élément jaune manquant aux échantillons violacés de l'échelle par une couleur complémentaire jaune également obtenue en interposant entre les échantillons de l'échelle et la source lumineuse une bande de papier buvard jauni par un bain dans une solution d'acide picrique, de telle sorte qu'ainsi, les différents degrés de l'échelle avaient une couleur rouge pelure d'oignon très comparable à celle de la liqueur de Freund décomposée dans les godets soumis aux irradiations. Dans les dosages ainsi opérés, on trouve, comme il fallait s'y attendre, des quantités d'iode, pour chaque teinte, proportionnelles aux numéros des teintes et aux temps nécessaires pour leur obtention. Citons par exemple une des expériences faites avec des pastilles placées à 12 centimètres de l'anticathode, l'étincelle équivalente étant de 12 centimètres également. L'iode était calculé d'après la loi des partages proportionnels : on voit par le tableau suivant l'approximation des résultats trouvés et des résultats calculés.

Teinte obtenue et temps d'irradiation	Iode dosé	Iode calculé
I 6 minutes = degré 11 à 12 d'échelle	3 décimillig. 4	
II 10' 30" — 10 à 9 —	5, —	9 5 décimillig, 6
III 19' — 5 —	10, —	3 10 — , 3
IV 28' 30" — 3 à 2 —	15, —	0 15 — , 4

Plusieurs déterminations conduisirent à des résultats analogues. On voit donc qu'il s'agit de décimilligrammes d'iode libéré par centimètre cube de réactif de Freund. Notre maître en déduisit immédiatement son unité qu'il dénomma *unité I* et qui peut être ainsi définie : *C'est la quantité de rayons X qui agissant sur une couche de réactif de Freund (dissolution chloroformique d'iodoforme à 20 %) ayant un centimètre d'épaisseur et sur un centimètre carré de surface de cette couche, mettra en liberté un décimilligramme d'iode dans le centimètre cube du réactif ainsi déterminé.*

On ne pouvait avoir de donnée plus précise, un meilleur étalon de mesure. C'était là l'immense parti à tirer de la belle trouvaille de Freund. Il s'en suivait que nous avions pour chaque teinte du chromoradiomètre, les valeurs suivantes en unités I :

La teinte 0   équivaut à 1 unité I, 8
    —   I   —   3   —   4
    —   II   —   5   —   6
    —   III   —   10   —
    —   IV   —   15   —

L'importance de pareilles conclusions se traduit trop par elle-même pour qu'il soit nécessaire d'y insister.

Ces déterminations nous permirent de faire à l'instigation de Monsieur le Professeur Soulier, notre président de thèse, des recherches précises sur l'influence préventive que pouvait exercer contre la radiodermite l'interposition entre les tissus et l'ampoule radiogène d'une feuille de diachylon. Maggiano de Gênes, en effet, préconise ce procédé pour éviter, dans certaines irradiations des organes intra-abdominaux, la radiodermite redoutée. (*Bulletin médical*, 1906, n° 42). Une pastille étant placée sous un sparadrap de diachylon, une autre étant fixée dessus, le tout recouvert de papier noir, fut soumis durant 14 minutes aux rayons X (étincelle équivalente de 8 centim.). On constata alors que la pastille supérieure, placée sur la face supérieure du sparadrap, avait viré et pris une teinte intermédiaire entre les teintes II et III du chromoradiomètre, alors que la pastille située sous lui n'avait viré qu'à la teinte I. Si, s'appuyant sur les égalités ci-dessus établies, l'on traduit les quantités de rayons absorbés par unité de surface au niveau de la face supérieure

et de la face inférieure du sparadrap, en unités
I, on trouve que la quantité absorbée au-dessus
est de 7 I, et au dessous de 3, 5 I. Le sparadrap
a donc eu un pouvoir absorbant qui peut être
évalué à 3 unités I, 5. Il résulte de cette expérience
que la quantité de rayons X qui arrive à la peau
recouverte de sparadrap est environ la moitié de celle
qui tombe sur la face supérieure de celui-ci. Il n'est donc
pas étonnant qu'en recouvrant la peau avec une
feuille de sparadrap, il ne se manifeste pas de radiodermite, même quand la dose appliquée est assez forte
pour en provoquer sur la peau nue, et on peut dire
que recouvrir les tissus de diachylon, c'est appliquer
une dose de rayons X moitié moindre que sans interposition de sparadrap. La richesse en litharge du diachylon (1 gr. pour 6) explique d'ailleurs ce pouvoir
absorbant.

Nous allons maintenant appuyer cette nouvelle
méthode radiomètrique sur quelques cas de guérisons
obtenues le plus souvent après des traitements d'une
seule séance, ce qui montrera la simplicité apportée en
radiothérapie par le chromoradiomètre du professeur
Bordier en même temps que la supériorité de ce mode
de traitement d'emblée énergique sur la timide lenteur
des méthodes fractionnées. C'est la possession de cette
arme précieuse, d'un instrument de mesure pratique qui
permet cette audace pour le bien du malade et la satisfaction du clinicien. Et tout d'abord notre camarade et
ami, le docteur Bonnenfant et nous-même, pleins de
confiance en la méthode que nous voyons chaque

jour se perfectionner davantage, nous n'avons pas craint de nous exposer aux réactions correspondant aux trois premières teintes de l'échelle du chromora-diomètre. Chacun d'entre nous détermina sur son avant-bras l'application de la teinte I et celle de la teinte II, sur des plages respectives de 5 à 6 centi-mètres carrés ; chacune des deux réactions fut exactement celle prévue sur la fiche correspon-dante : la teinte I amena avec une précision remar-quable, au bout de 18 à 20 jours, un léger érythème avec chute passagère des poils. Sur nous-même, par exemple, le teinte II appliquée le 2 avril dernier sur la région antibrachiale gauche, causa le 16 avril l'éry-thème avec la tuméfaction annoncé ; cet érythème aboutit le 20 mai à la desquamation et du 23 mai au 1er juin la guérison radicale s'opéra.

OBSERVATIONS

Les observations suivantes, dues à notre maître et contrôlées par de significatives photographies établies avant et après le traitement, édifieront davantage sur la technique à suivre et ses résultats encourageants.

I. La première malade (fig. 1) présentait un épithélioma verruqueux occupant les deux ailes du nez et ayant donné naissance à un champignon plus gros qu'une noisette à

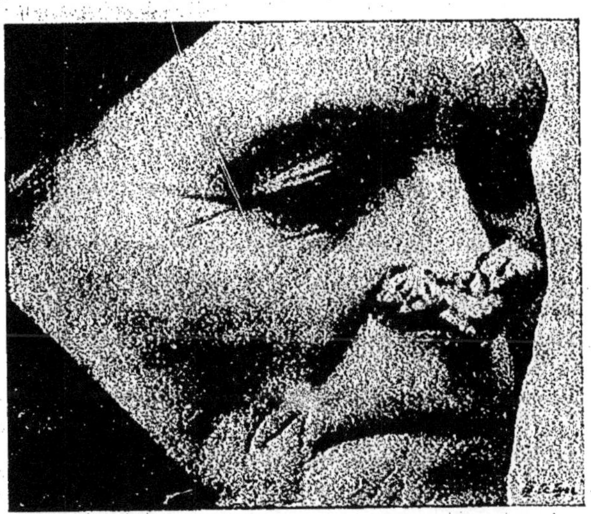

Fig. 1. — Epithélioma verruqueux.

l'extrémité du nez. Nous n'avons pas gratté les croûtes sèches et dures qui recouvraient l'épithélioma ; nous avons simplement protégé avec une lame de plomb le reste de la face et nous avons exposé successivement le côté droit et

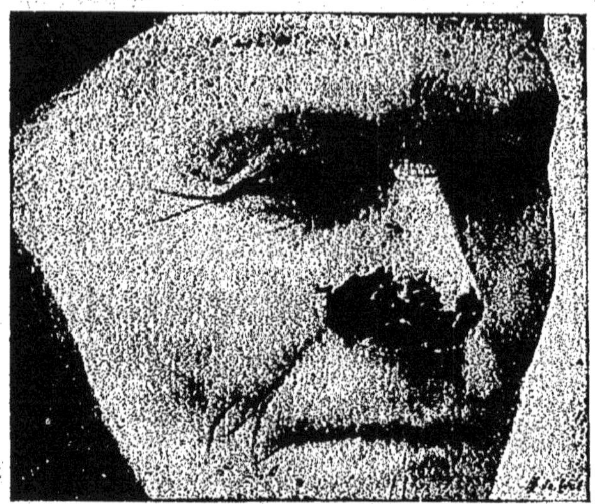

Fig. 2. — Vingt-cinq jours après la séance radiothérapique.

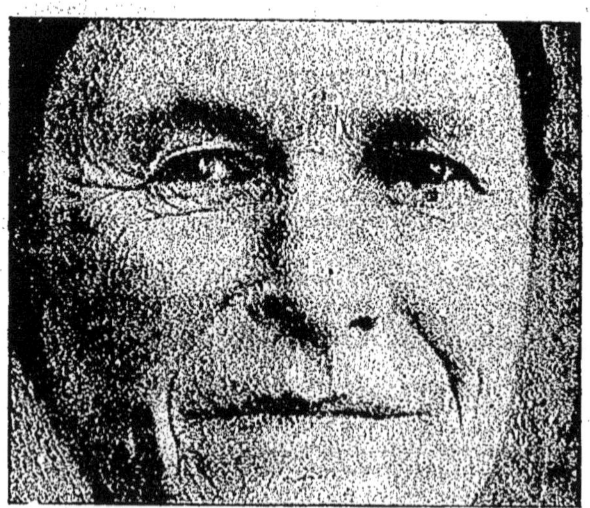

Fig. 3. — Deux mois après la séance (guérison).

le côté gauche du nez ; à chaque exposition, la dose a été telle que la pastille de platino-cyanure a pris la teinte IV du chromoradiomètre : rayons n° 8 B.

Vingt-cinq jours après la séance (photog. n° 2) on voit déjà que le champignon est tombé et que les ailes sont en pleine réaction.

Deux mois après le traitement, la malade était complètement guérie, ainsi que l'indique la photographie n° 3. Son nez est parfaitement revenu *ad integrum*, et il serait impossible de dire que cette femme avait l'énorme champignon qu'une seule séance a réussi à faire disparaître.

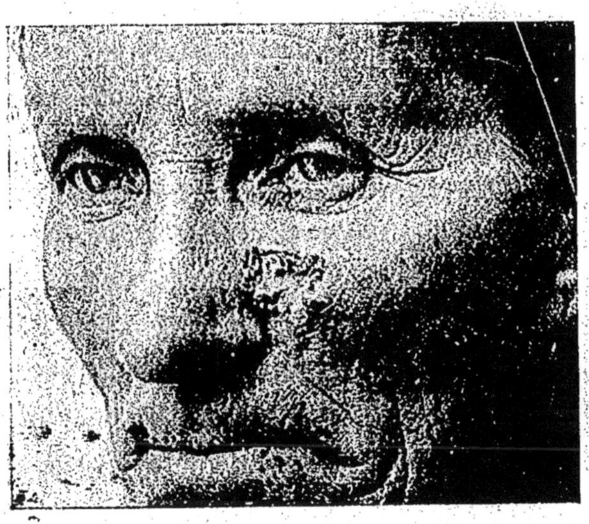

Fig. 4. — Epithélioma de la joue.

II. Dans le cas suivant, il s'agit d'une femme ayant un épithélioma situé à la même place, et de même forme que celui rapporté par Belot dans les *Archives d'électricité médicale*, 1905, page 13 ; cet épithélioma était ulcéré, avec des bords durs taillés à pic, sans bourrelet ; la dimension s'apprécie facilement sur la photographie n° 4. Après protection des parties saines par une feuille de plomb présentant une ouverture de même forme que l'épithélioma, nous avons appliqué une pastille sur la feuille de plomb, de manière à ce que la pastille soit sur le même plan que les tissus. La qualité des rayons était telle qu'au radiomètre Benoit ils donnaient le n° 8-9 ; étincelé équivalente 12 centimètres.

L'ampoule était disposée très près de la feuille de plomb, à 2 à 3 centimètres, et de manière à ce que la direction principale, dont nous avons parlé plus haut, vienne rencon-

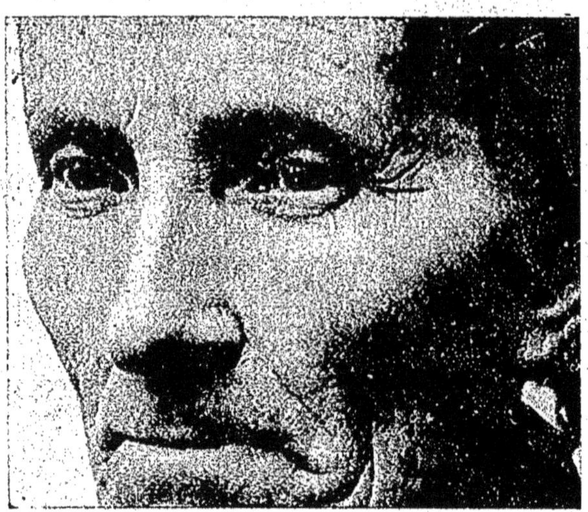

Fig. 5. — Guérison après une seule séance.

trer normalement les tissus à traiter. La séance a été arrêtée lorsque la pastille a eu la couleur de la teinte IV exactement.

Le résultat obtenu a été superbe : il n'y a plus qu'une plage blanchâtre là où était cet épithélioma ; la guérison remonte à quinze mois (photog. n° 5).

Nous ferons remarquer que, pour la malade de M. Belot, qui ressemble à celle-ci, neuf séances de 10, 15 et le plus souvent de 20 minutes ont été faites, du 24 décembre au

28 avril suivant, tandis que nous n'avons fait à notre malade qu'une seule séance.

III. Une troisième malade (photog. n° 6), avait un épithé.

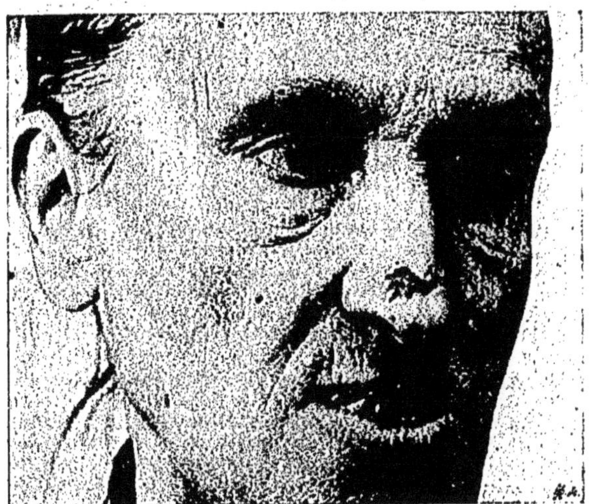

Fig. 6. — Epithélioma du nez.

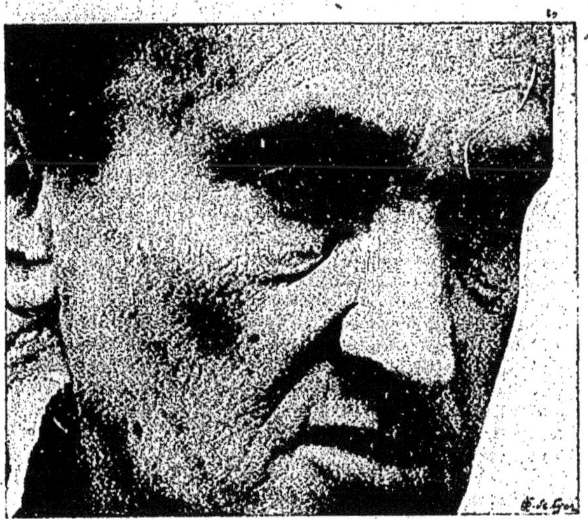

Fig. 7. — Deux mois après le traitement.

lioma ulcéré avec bourrelet très net. Une première séance,
où nous avions appliqué seulement la dose de la teinte III,
fut faite : un mois et demi après, le résultat n'ayant pas été
suffisant, nous avons refait une séance avec la même
dose III. Cette fois, la cicatrice est parfaitement lisse, et en
passant le doigt sur le nez, on ne sent aucune aspérité
(photog. n° 7).

Cette observation nous montre bien qu'il y aurait eu tout
intérêt à faire d'emblée la dose IV ; il est probable qu'une
seule séance aurait alors suffi.

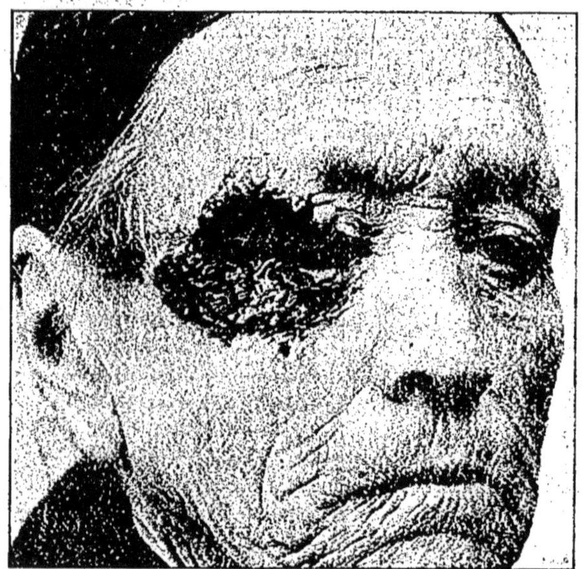

Fig. 8. — Epithélioma des paupières.

IV. La photographie n° 8 représente une malade âgée de
79 ans, qui portait, du côté de l'angle externe de l'œil droit,
un épithélioma remontant à plus de quinze ans. L'acuité
visuelle s'en trouvait fortement amoindrie et la malade, en
effet, distinguait à peine les doigts de la main qu'on lui
présentait. Une séance de rayons X fut faite sur cet épithé-

lioma, après protection de tout le reste du visage par une lame de plomb, dont une languette avait été soigneusement rabattue au-devant du globe oculaire pour protéger ce dernier. L'occlusion des paupières était depuis longtemps impossible. La dose appliquée le 26 mars 1906, fut celle correspondant à la teinte IV du chromoradiomètre, ce qui demanda 26 minutes. On conseilla à la malade de nettoyer très soigneusement chaque jour la lésion, à partir du

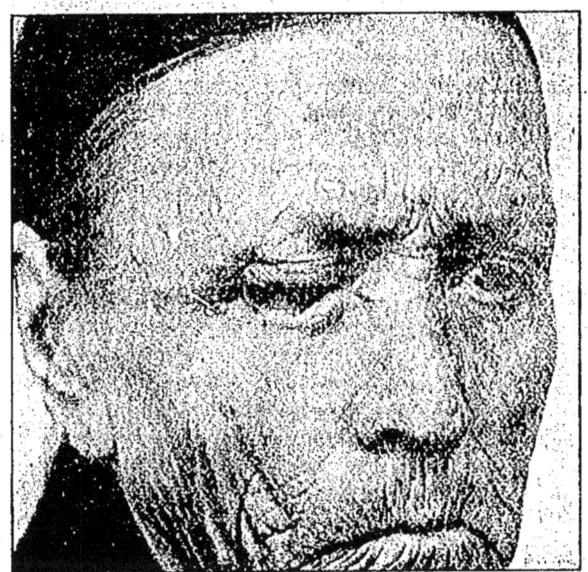

Fig. 9. — Deux mois après l'unique séance.

moment où apparaîtrait la cicatrice, à l'aide d'un tampon imbibé d'une solution, avec 10 centigrammes d'oxycyanure pour 250 centimètres cubes d'eau distillée. Lorsque la malade revint, deux mois après, elle était dans l'état où la dépeint la photographie n° 9 ; elle racontait que la réaction n'avait point été douloureuse et son acuité visuelle avait augmenté. Quant au résultat esthétique, l'examen de la photographie n° 9 dispense de tout commentaire. Cet état a persisté jusqu'à aujourd'hui.

V. Le malade suivant est un homme âgé de 69 ans, qui portait sur le nez, ainsi que le montre la photographie n° 10, un épithélioma verruqueux, à base très étendue, depuis la racine du nez jusqu'à son extrémité inférieure, et envahissant symétriquement les deux ailes de l'organe. Le 13 mai 1906, après protection, comme d'habitude, du reste du visage, à l'aide d'une feuille de plomb, on applique

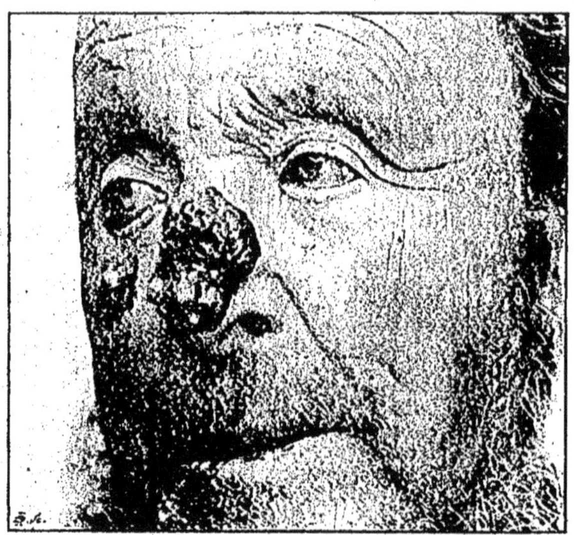

Fig. 10. — Epithélioma du nez.

une dose de rayons X correspondant à la teinte IV du chromoradiomètre. Le malade, retourné chez lui, fit usage de la solution antiseptique mentionnée dans l'observation précédente. Revenu un mois et demi après, ce malade, dont la satisfaction était plutôt exubérante, présentait un nez absolument lisse, ainsi que l'indique la photographie n° 11. Quant à l'épithélioma cutané que présentait, en outre, le malade au-dessous de l'œil droit, celui-ci fut traité de la façon préconisée par notre maître au Congrès de Grenoble de 1904, au moyen des étincelles de haute fréquence. Ce même épithélioma fut soumis à nouveau, un mois et demi après, aux mêmes étincelles de haute fréquence, et guéri sans qu'il en reste plus de trace que de l'épithélioma nasal.

VI. Trois cas de lupus tuberculeux, dont deux très anciens, vont montrer ce qu'on peut obtenir avec la technique que nous préconisons.

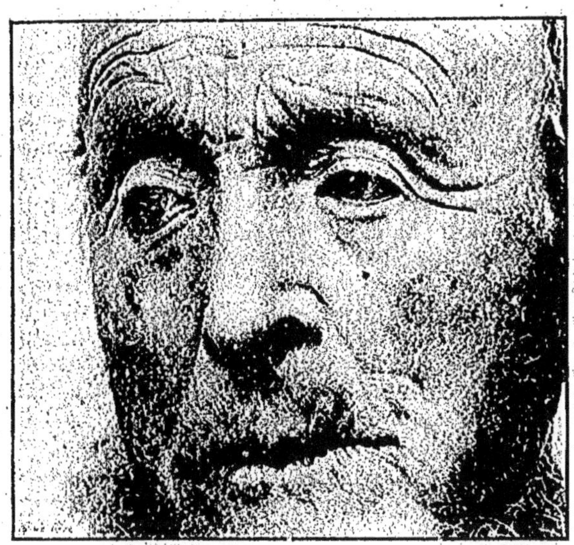

Fig. 11. — Guérison après une seule séance.

La première malade avait un lupus remontant à près de quarante ans ; le nez avait été rongé et les yeux bien endommagés (photogr. n° 12). Nous avons partagé la face en cinq zônes, que nous avons limitées par une feuille de plomb, et nous avons appliqué sur chacune d'elles une première dose : la teinte III. Une suppuration abondante s'est manifestée dans les semaines suivantes ; puis le tissu cicatriciel a remplacé les placards lupiques ; nous avons dû

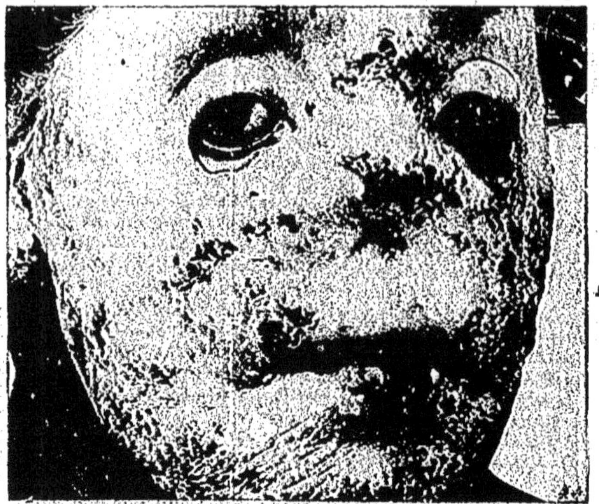

Fig. 12. — Lupus tuberculeux datant d'une quarantaine d'années.

soumettre encore certaines régions, non complètement cicatrisées, à la dose III, plus faible. (Voir le résultat définitif sur la photographie n° 13.)

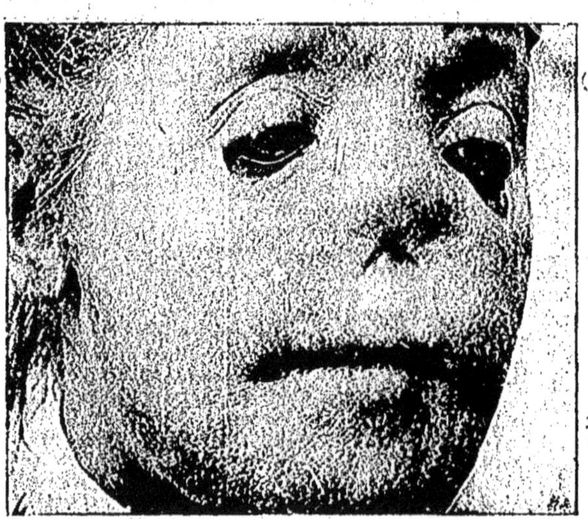

Fig. 13. — Après le traitement.

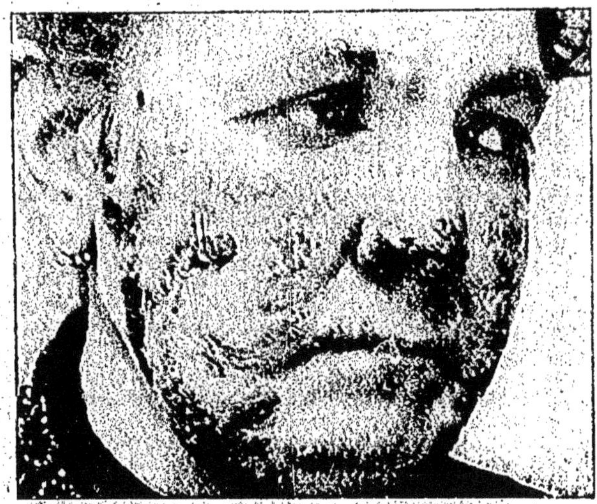

Fig. 14. — Lupus tuberculeux datant de vingt-sept ans.

§ VII. Le cas suivant est un lupus remontant à vingt-sept ans,(photog. n° 14) : la technique suivie a été la même ; chaque zône a été irradiée jusqu'à l'obtention de la teinte III, et

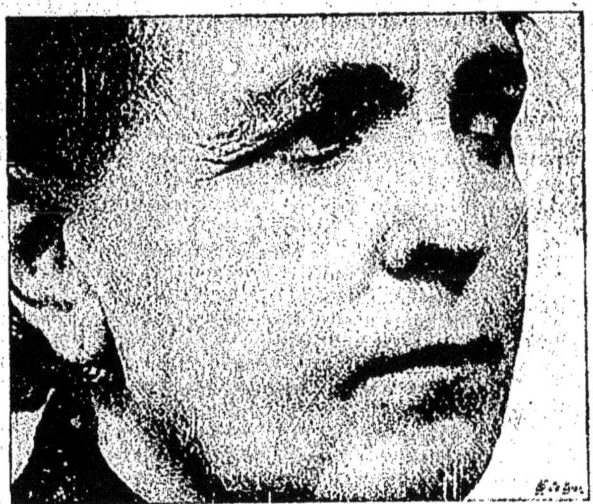

Fig. 15. — Après le traitement.

sur les placards les plus graves jusqu'à la teinte IV. Après trois mois, la malade paraissait complètement guérie ; mais il revint quelques croûtes sur le bord des ailes du nez : une nouvelle séance avec la dose III fut faite. Le résultat obtenu fut superbe comme le montre la photographie n° 15.

VIII. Enfin, la troisième malade atteinte de lupus, (voy. photog. n° 16), est une jeune fille dont la joue droite avait été envahie depuis sept ans ; on avait essayé, il y a plusieurs années, des cautérisations à l'acide phénique pur et dont on voit des traces vers les ailes du nez. Une seule séance, où fut appliquée très facilement la dose de la teinte III, a amené la guérison complète (photog. n° 17).

IX. Nous parlerons encore d'un cas de nævus plan de couleur lie de vin, assez étendu, de la lèvre, du menton et de la joue gauche.

Deux séances furent faites en appliquant la dose de la teinte III, après protection avec une lame de plomb dans laquelle était pratiquée une ouverture semblable à chaque région à traiter, mais un peu plus grande ; entre les bords de la lame et ceux de la tache de vin, nous avions eu soin d'étaler une pommade opaque ou plutôt translucide aux rayons X et composée de :

Minium	8 grammes.
Vaseline	30 —
Paraffine	5 —

Grâce à cette précaution, l'action des rayons a été en se dégradant vers la périphérie, et, après la guérison de la radiodermite, produite par la dose appliquée, les bords de la cicatrice sont bien moins marqués. Cette pommade nous sert souvent pour protéger les îlots de peau saine disséminés dans un nævus irrégulièrement disposé, et aussi pour toute application où la feuille de plomb ne peut pas être découpée assez finement pour protéger des parties très concaves ou à formes trop irrégulières.

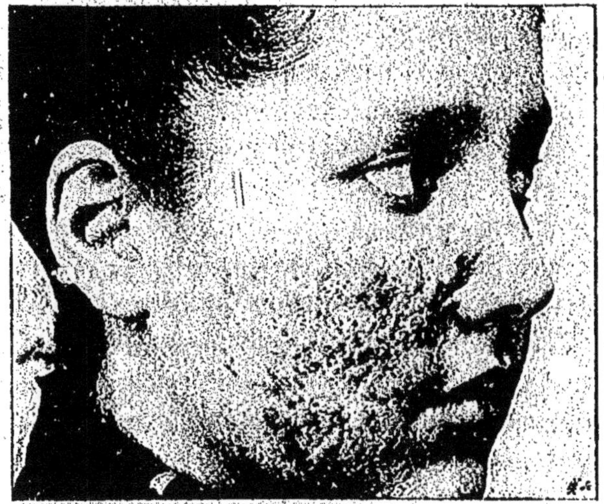

Fig. 16. — Lupus tuberculeux.

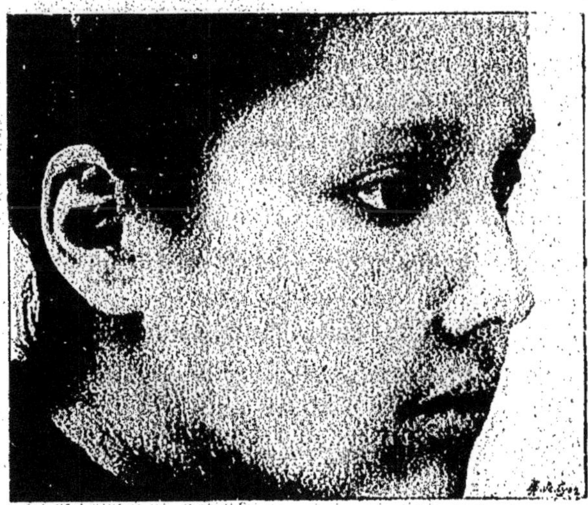

Fig. 17. — Guérison après une seule séance.

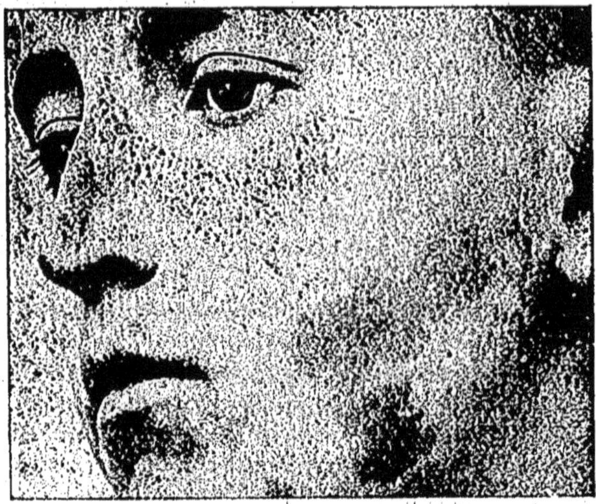

Fig. 18. — Nævis plan de la lèvre, du menton et de la joue.

Chez ce jeune garçon, après la radiodermite provoquée, on constata que les nævi étaient remplacés par un tissu rosé presque blanc ; il était impossible de distinguer, à un

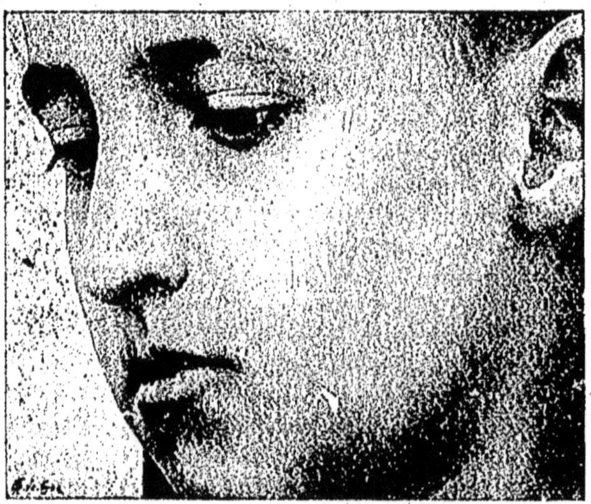

Fig. 19. — Après le traitement.

mètre environ, les régions traitées du reste de la face. Le résultat esthétique est donc aussi beau qu'on peut le désirer. Nous avons eu l'occasion d'appliquer le même traitement pour une tache de café, pour des nævi pileux assez étendus : le même succès a couronné la même technique.

« Nous pourrions ainsi passer en revue, dit notre maître,
« toute la radiothérapie et montrer combien cette partie si
« féconde de la thérapeutique devient d'une application
« facile, précise, quand on sait mesurer les doses de
« rayons X qu'on fait absorber dans une séance. »

Application du chromoradiomètre à la radiographie et à la radioscopie.

Il ne faut pas oublier d'autre part que la radiothérapie remonte aux accidents survenus à la suite de longs temps de poses destinés à l'obtention des images radiographiques. De même une radioscopie trop prolongée peut causer une radiodermite et, malgré toute la perfection des installations actuelles, on a vu des radiographies qui, faites en plaçant l'ampoule près de la peau, avec des rayons de dureté mal choisie et avec de grandes épaisseurs de tissus telles qu'au thorax ou au bassin, elles causèrent des accidents cutanés. Le chromoradiomètre peut parfaitement être généralisé, quant à son emploi, à toute la radiologie médicale. Soit une région à radiographier exigeant, avec l'installation que l'on possède, un temps de pose long ; il suffira de placer une pastille de platino-cyanure sur la partie du corps qui se trouvera au voisinage de l'ampoule et de suspendre de temps en temps pour vérifier que la teinte I n'est point encore atteinte. Tant que cette constatation ne sera pas faite, on est certain qu'aucun accident cutané, même léger, n'est à redouter. Une pareille précaution eût empêché les brûlures graves qui se produisirent après certaines radiographies et les procès qui s'ensuivirent. « Notre chromoradiomètre, dit notre maître, permet de faire, avec les rayons X, une exploration soit radioscopique, soit radiographique, avec autant de sécurité que l'on fait une exploration avec le stéthoscope » (Bordier).

Telle est cette nouvelle méthode dont l'ingénieuse disposition est de si bon augure. A-t-on atteint avec elle la précision mathématique rêvée par Béclère, par tous les cliniciens ? Elle est à peine née, mais tout fait augurer de son plein succès. Et c'est ainsi que se termine cette énumération si captivante de ces recherches qui nous ont rendu maîtres des rayons X. Certes, il reste encore à faire, mais n'est-on pas en trop bonne voie pour s'arrêter en chemin ?

CONCLUSIONS

I. — La radiothérapie ne saurait d'aucune façon être exercée sans le contrôle d'une méthode de dosage précis, sous peine d'entraîner les pires accidents.

II. — Les mesures qualitatives des rayons X n'ont pas l'importance des mesures quantitatives de ces mêmes rayons. Elles rendent néanmoins les plus grands services et l'usage du chromoradiomètre de Benoît ne peut qu'être recommandé ainsi que d'ailleurs l'emploi simultané du spintermètre et du milliampèremètre placé sur le courant secondaire.

III. — Aucune des méthodes quantitatives proposées jusqu'à ce jour n'échappe à de sérieux reproches: celles qui se recommanderaient par leur précision sont loin d'être assez pratiques pour l'usage clinique.

IV. — Le chromoradiomètre du Docteur Bordier réunit toutes les conditions de facilité d'emploi et de précision désirables ; sa technique rigoureusement observée devra mettre à l'abri de tout accident.

INDEX BIBLIOGRAPHIQUE

ALBAN KOHLER (de Wiesbaden). — Réaction précoce après exposition aux rayons de Röntgen (Deutsch. medic. Wochens. 25 août 1904).

BECLÈRE. — La mesure indirecte du pouvoir de pénétration des rayons Röntgen à l'aide du spintermètre. (Archiv. d'Elect. médic., nᵒ 88. 15 avril 1900.)

Les mesures exactes en radiothérapie. Société de dermatologie, séance du 9 janvier 1902.

Seconde note sur les mesures exactes. Société de dermatologie, séance du 6 novembre 1902.

Le dosage en radiothérapie et son tracé graphique. Société de Dermatol. séance du 11 avril 1904. Bulletin, p. 324, 1906.

Le dosage et sa représentation graphique en radiothérapie. (Arch. d'électr. médic., mai 1904, p. 323.)

Le dosage en radiothérapie, procédés et instruments. (Presse médicale, 3 février 1904.)

J. BELOT. — Les ampoules en radiologie médicale. (Arch. 1905, p. 167).

Le facteur distance en radiothérapie. (Arch. 1905, p. 245).

Rapport sur l'instrumentation et la technique en radiothérapie. Congrès de Physiothérapie. Liège 1905. (Archives 1905, p. 638.)

Belot (Paris). — De l'importance du dosage et de la
méthode dans le traitement radiothérapique de
quelques affections malignes. Congrès de Rönlgen,
30 avril-3 mai 1905. (Archives 1905, p. 357.)

L. Benoist.— Méthode et dispositif pour l'étude pratique
des absorptions en radiothérapie. (Arch. El. medic.
1906, p. 260.)
Nouveau modèle de lunette radiochromométrique.
(Arch. 1906, p. 302.)

Bergonié. — Des mesures électriques dans les applications
des rayons X à la médecine. Congrès de Grenoble,
4-11 août 1904. (Arch. El. med. 1904, p. 561.)

Bissérié et Belot. — Technique de la radiothérapie.
(Société franç. de Dermatol. et Syphiligr., 7 janv.
1904, in Presse médicale, 9 janv. 1904).

Blanc. — Action des rayons de Rönlgen sur la cellule et
sur les tissus vivants, et en particulier sur l'épi-
thélium séminal. (Th. Lyon 1906).

Bordier et Galimard.— Action des rayons X sur les platino-cyanures, en particulier sur celui de baryum.
Causes de leur régénération. Conséquences pratiques de cette étude. (Arch. El. medic. 1905, p. 323.)
Emploi des pastilles au platino-cyanure pour les
dosages radiothéraqiques (id. p. 731).

Bordier.— Du dosage des rayons X en radiothérapie.
Nouveau chromoradiomètre. (Arch. 1906, p. 363
et 415).
Influence du nombre des décharges électriques sur
la quantité de rayons émise par une ampoule
radiogène. (Arch. 1906).

Bouchard. — Traité de radiologie médicale. Paris 1904.

Contremoulins (G.) — Recherche d'une unité de mesure
pour la force de pénétration des rayons X et pour
leur quantité (C. R. 1902, t. 134, p. 649).

D. Courtade (Paris). — Un nouveau radiomètre. Congrès
de physiothérapie de Liège, 12-15 août 1905.
(Archives 1905, p. 383).

Curchod (Bâle). — Les mesures exactes en radiologie.
Congrès de Physiothérapie de Liège. 12-15 août
1905 (Archives 1905, p. 858).

E.-J. Durand. — Une nouvelle unité de mesure de l'intensité et du rayonnement d'un tube de Crookes.
(Archives 1906, p. 385).

Freund. — Nouveau procédé radiométrique. (Société de
médecine de Vienne, séance du 8 avril 1904).

Gaiffe. — De l'emploi d'un milliampèremètre sur le
circuit d'un tube de rayons X lorsque la source est
une machine statique ou une bobine. (Archives
d'électricité médicale, 1905, p. 615).
Nouveau milliampèremètre pour tube de Crookes
(Société d'électricité médicale, 1904, p. 345).
Sur un procédé pour la mesure de la quantité totale
de rayons X émis en un temps donné. C. R., Aca-
démie des sciences, 19 février 1906.

Holzknecht. — Eine neue einfache Doserungsmethode in
der Radiotherapie. (Wiener Klinische Runschau,
1902, n° 35).
Le chromoradiomètre. 2ᵉ Congrès international
d'électrologie et radiologie médicale. Berne, séance
du 4 septembre 1902.

Hughier. — Th. de Paris 1903.

Kienböck. — Tecknik der Röntgentherapie Referat auf der
73. Versammlung deutsches Naturforscher und
Aertzte in Hamburg am 26 sept. 1901. Fortsch. auf
d. geb. der Röntgenst. Bd. VI 1901.

Kienböck. — Fortschritte auf dem Gebiete der Röntgen es
strahlen. Band IX Heft. n° 22, Februar 1906. Ham-
bourg Lucas Grafe et Silleur.

Kummel. — DieRöntgenstrahlen in Dienste der praktischen Medicin. (Berliner klin. Woch. 1901, 38, p. 4-7, 43-45).

Lancashire (G.-H.). — The therapeutic employment of X rays. (British medical Journal 1902. I p. 1328-1330).

Leredde. — Photothérapie et physiothérapie. Archives 1905, p. 920.

Levy-Dorn. — Comment on peut se protéger contre les accidents provoqués par les rayons X. Procédé de dosage de ces rayons. (Deuts. med. Woch. 3 déc. 1903).

Miss Margaret. M. Scharpe. — Communication a the Rœntgen Society, 18 avril 1901.

Nogier Th. — La lumière et la vie. Etude des différentes modalités de la lumière au point de vue physique, physiologique et thérapeutique. Th. de Lyon, juillet 1904.

Rouch. — Influence de la lumière sur le virage et le dévirage du platino-cyanure de baryum dans les mesures radiothérapeutiques. (Archives d'électricité médicale, octobre 1906).

Seifert. — Appareil servant à la mesure du degré de dureté des tubes de Röntgen. (Electrotechnische Rundschau, 1er janvier 1904).

M.-S. Turchini. — Sur le rendement en rayons X du tube de Crookes suivant les conditions de son excitation (Société française de Phy. séance du 5 janv. 1906 (S. E. M. 1906, p. 358).

Wiedermann (E.) et Schmidt (G. C.). — Action des rayons cathodiques sur les sels alcalins (Wiedermann's Annalen der Physik. Berlin 1895, t. 54 p. 204 et 1898, t. 64 p. 78.

Imp. WALTENER & Cie, 3, rue Stella, Lyon

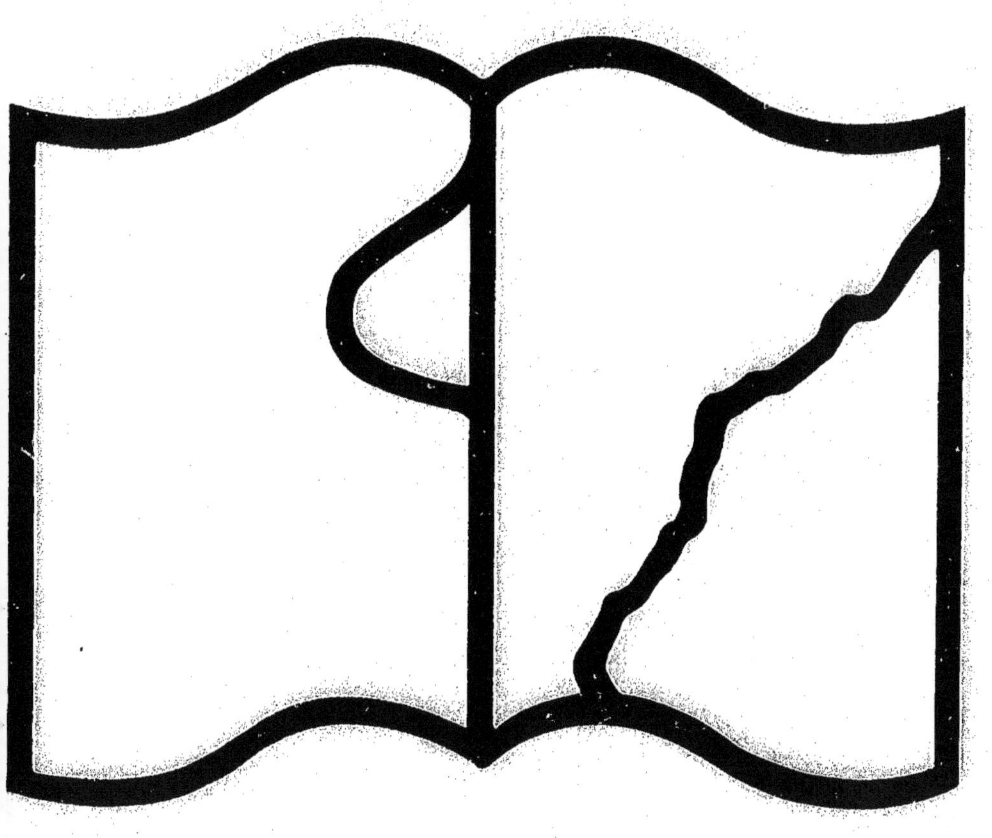

Texte détérioré — reliure défectueuse

NF Z 43-120-11

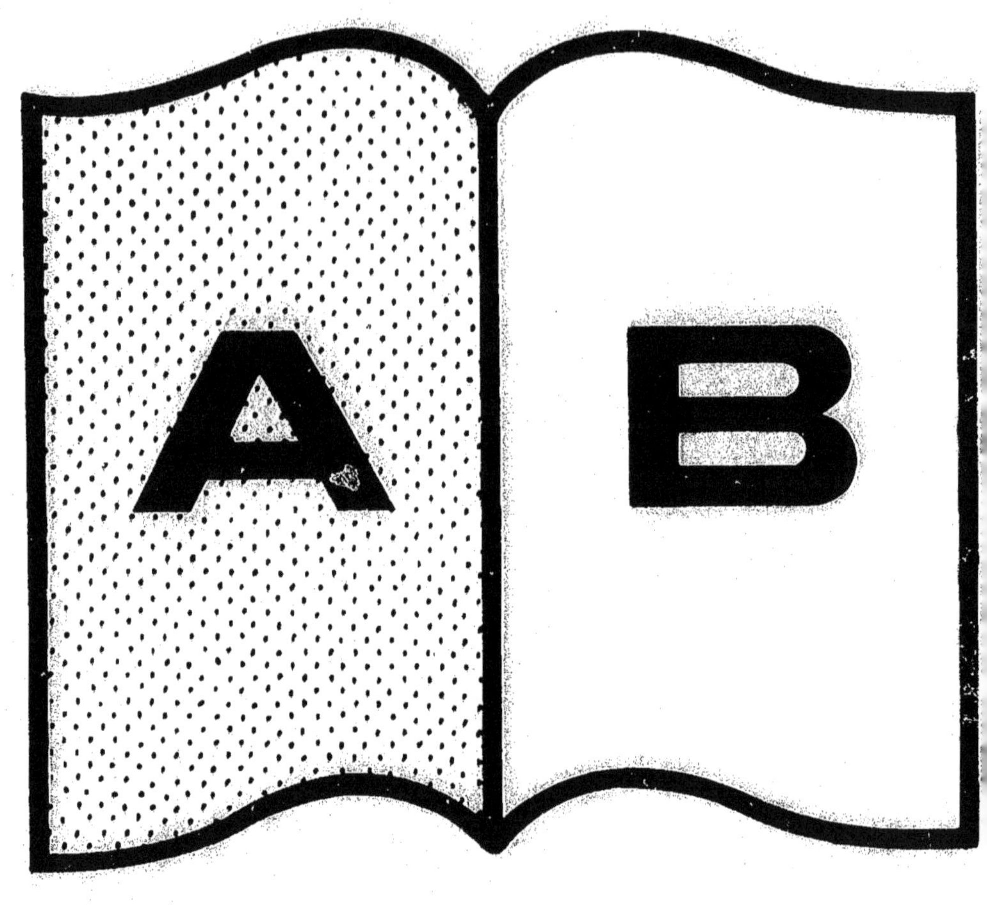

Contraste insuffisant

NF Z 43-120-14